Prix : 1 fr. 20 net.

La Nourriture de l'Enfance

Menus et Recettes

Par le Dr Henri LEGRAND,
d'Amiens.

Bibliothèque Larousse

La Nourriture de l'Enfance

Menus et Recettes

DEUXIÈME MILLE

La Nourriture de l'Enfance

Menus et Recettes

Par le Dr Henri LEGRAND,
d'Amiens.

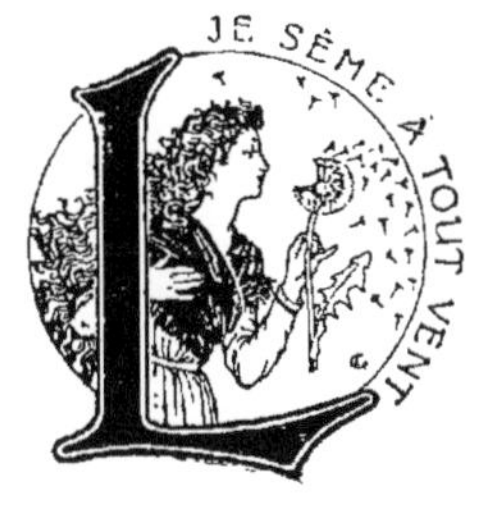

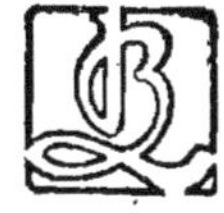

Bibliothèque Larousse
Paris - 13-17, rue Montparnasse

A MA FEMME ET COLLABORATRICE

Dr H. L.

Première Partie

LES MENUS

I. — LES MENUS DE LA PETITE ENFANCE
(jusqu'à 3 ans)

Alimentation de la 1re année.

Alimentation de 1 jour à 10 mois. — Lait. (Voir page 125.)

Menus (de 10 à 12 mois). — Six repas par 24 heures :
1 bouillie de 150 à 175 grammes de lait et 10 à 15 grammes de farine (arrow-root, fécule de pommes de terre, riz, froment, farines lactées, etc.).
5 tétées de 200 grammes.

Alimentation de la 2e année.

MENUS DE 12 A 15 MOIS

Cinq repas par 24 heures :
2 bouillies de 175 à 200 grammes de lait et 20 grammes

de farine (arrow-root, farines lactées, racahout, phosphatine).

3 tétées de 175 à 200 grammes (on peut remplacer la tétée de midi par un jaune d'œuf).

MENUS DE 15 A 18 MOIS

4 repas par jour à heures fixes :

1er *repas* (à 8 heures du matin). — Bouillie faite avec 200 grammes de lait et 20 grammes de l'une des farines suivantes : farines de céréales (froment, orge), farines lactées, semoule, tapioca, pâtes fines d'Italie.

2e *repas* (à midi). — Panade ou potage, ou bouillon de poulet ou de veau avec pain grillé, biscotte, semoule ou pâtes fines. — Œuf à la coque ou œuf poché avec bouillon. — Croûte de pain. — 1 verre à bordeaux d'eau bouillie sucrée ou de décoction d'orge sucrée.

3e *repas* (à 4 heures). — 1 timbale de lait. — 1 biscotte.

4e *repas* (à 7 heures). — Potage au lait ou au bouillon de légumes. — Purée de pommes de terre : 1 ou 2 cuillerées. — Croûte de pain. — Eau bouillie sucrée.

MENUS DE 18 A 24 MOIS

4 repas par jour à heures fixes :

1er *repas* (à 8 heures du matin). — Bouillie de farine de céréales, ou 200 grammes de lait avec pain grillé ou biscotte.

2e *repas* (à midi). — Potage gras. — Œuf à la coque, poché ou brouillé, ou un peu de cervelle ou de ris de veau, de filet de sole, de blanc de poulet. — Croûte de pain. — Un peu de crème au lait ou de fromage frais à la crème. — Eau bouillie sucrée : 1 timbale.

3e *repas* (à 4 heures). — 1 timbale de lait. — 1 ou 2 biscottes.

4e repas (à 7 heures). — Bouillon de légumes aux pâtes. — Purée de pommes de terre, ou riz au lait, ou fruits cuits. — Eau bouillie, ou décoction d'orge sucrée : 1/2 timbale.

Alimentation de 2 à 3 ans.

De 2 à 3 ans, l'enfant doit prendre 4 repas à heures fixes :

Petit déjeuner (à 8 heures du matin). — Bouillie de 150 grammes de lait avec farines ou pâtes.

Goûter (à 4 heures). — 1 timbale de lait avec 2 gâteaux secs (sans amandes); — ou pain grillé, ou biscottes ou grissini, avec 20 grammes de fruits cuits et tamisés.

Déjeuner et dîner. — Le déjeuner aura lieu à midi et se composera de deux plats et d'un dessert. Le dîner aura lieu à 7 heures et se composera d'un potage et d'un dessert.

MENUS HEBDOMADAIRES DE 2 A 3 ANS

LUNDI

Déjeuner.	*Dîner.*
1 œuf à la coque. 50 gr. purée de pom. de terre. 20 gr. compote de pruneaux.	120 gr. potage à la semoule. 1/2 pot crème à la vanille.
Pain : 20 grammes. Eau : 1 verre.	Pain : 15 grammes. Décoct. de céréales : 1 verre.

MARDI

Déjeuner.	*Dîner.*
120 gr. panade de biscottes. 1 œuf brouillé. 20 gr. gelée de pommes.	120 gr. bouillon de veau aux semences. 60 gr. gâteau de riz.
Pain : 20 grammes. Eau : 1 verre.	Pain : 15 grammes. Eau : 1 verre.

MERCREDI

Déjeuner.	*Dîner.*
30 gr. de cervelle de veau au beurre. 50 gr. épinards à la crème. 1 gâteau digestif. Pain : 20 grammes. Eau : 1 verre.	120 gr. bouillon de poulet avec 1 œuf poché. 20 gr. fromage à la crème. Pain : 15 grammes. Eau : 1 verre.

JEUDI

Déjeuner.	*Dîner.*
1 œuf à la coque. 50 gr. purée de haricots verts. 1 biscuit à la fleur d'oranger. Pain : 20 grammes. Eau : 1 verre.	120 gr. panade royale. 20 gr. compote de pommes. Pain : 15 grammes. Eau : 1 verre.

VENDREDI

Déjeuner.	*Dîner.*
30 gr. filet de sole à l'angl. 30 gr. nouillettes au naturel. 1/2 banane au beurre. Pain : 20 grammes. Eau : 1 verre.	120 gr. potage crème de chicorée. 20 gr. soufflé à la vanille. Pain : 15 grammes. Eau : 1 verre.

SAMEDI

Déjeuner.	*Dîner.*
1 œuf en cocotte à la crème. 30 gr. de purée de lentilles. 15 gr. de gelée de rhubarbe. Pain : 20 grammes. Eau : 1 verre.	120 gr. tapioca léger au gras. 30 gr. gâteau de riz. Pain : 15 grammes. Eau : 1 verre.

DIMANCHE

Déjeuner.	*Dîner.*
30 gr. de blanc de poulet.	120 gr. potage crème d'orge.
40 gr. purée de pom. de terre.	15 gr. fromage à la crème.
1 gâteau digestif.	
Pain : 20 grammes.	Pain : 15 grammes.
Eau : 1 verre.	Eau : 1 verre.

II. — LES MENUS DE LA MOYENNE ENFANCE (de 3 à 7 ans)

Alimentation de 3 à 5 ans.

A partir de 3 ans, la viande fait partie, à un seul repas, du régime des enfants.

Les 4 repas doivent avoir lieu aux heures suivantes :

Petit déjeuner : 7 h. 1/2 du matin ;
Déjeuner : midi ;
Goûter : 4 heures du soir ;
Dîner : 7 heures du soir.

Petit déjeuner (durée 15 minutes). — Il doit être composé de : 1 *bouillie* faite avec 150 grammes de lait et 15 grammes de farine (froment, orge, avoine, riz, banane, racahout, phosphatine) ; ou de : 1 *soupe* au lait, légèrement sucrée, aux pâtes (semoule, tapioca, etc.).

On doit donner en plus 20 grammes de *pain grillé.*

Goûter (durée 15 minutes). — Il doit être composé de : 30 à 40 grammes de pain avec beurre, ou fromage frais, ou marmelades ou compotes de fruits, ou 30 grammes de biscottes avec les mêmes mets ; 1 verre d'eau ou de lait ou de décoction de céréales.

Déjeuner et dîner. — Le déjeuner (durée 1/2 heure) doit se composer de : 1 plat de viande ou d'œuf (alterner) ; 1 plat de légumes (féculents ou verts en purée) ; 1 dessert (fruits, crèmes, soufflés, gâteaux, biscuits, puddings) ; lait et eau.

Le dîner (durée 20 minutes au moins) doit se composer de : 1 potage ; 1 œuf ; 1 dessert ; pain ; lait ou eau.

MENUS HEBDOMADAIRES DE 3 A 5 ANS

LUNDI

Déjeuner.

40 à 50 gr. de poulet rôti.
60 à 80 gr. de purée de pommes de terre.
30 à 40 gr. de crème renversée à la vanille.

Pain : 30 à 40 grammes.
Eau : 1 verre.

Dîner.

150 gr. de panade de biscottes.
1 œuf brouillé au naturel.
30 gr. de fromage à la crème.

Pain : 30 grammes.
Lait ou eau : 1 verre.

MARDI

Déjeuner.

40 à 50 gr. de cervelle de veau au beurre.
60 à 80 gr. d'épinards à la crème.
1 banane au beurre.

Pain : 30 à 40 grammes.
Eau : 1 verre.

Dîner.

150 gr. de potage crème de poireaux et de pommes de terre.
30 à 40 gr. de soufflé à la vanille.

Pain : 30 grammes.
Eau : 1 verre.

MERCREDI

Déjeuner.

50 à 60 gr. de soufflé de merlan.
40 à 50 gr. de pâtes à la béchamel.
40 gr. de gâteau mousseline.

Pain : 30 à 40 grammes.
Eau : 1 verre.

Dîner.

150 gr. de panade royale.
1 œuf à la coque.
40 gr. de marmelade de pommes.

Pain : 30 grammes.
Eau ou lait : 1 verre

JEUDI

Déjeuner.	*Dîner.*
40 à 50 gr. de ris de veau au beurre.	150 gr. de potage avec œuf poché.
60 gr. de chicorée à la crème.	40 gr. de gâteau de riz.
30 gr. de soufflé de bananes.	
Pain : 30 grammes.	Pain : 30 grammes.
Eau : 1 verre.	Eau ou lait : 1 verre.

VENDREDI

Déjeuner.	*Dîner.*
50 à 60 gr. de limande sauce citron.	150 gr. de potage crème d'orge.
40 gr. de gnocchis à l'italienne.	40 gr. de pudding soufflé.
1 pot de crème vanille.	
Pain : 50 grammes.	Pain : 30 grammes.
Eau : 1 verre.	Eau ou lait : 1 verre.

SAMEDI

Déjeuner.	*Dîner.*
40 à 50 gr. de jambon.	150 gr. de bouillon aux pâtes.
60 à 80 gr. de chicorée au jus.	50 gr. de pommes soufflées.
30 gr. de biscuit à la vanille.	30 gr. de gelée de pommes.
Pain : 50 grammes.	Pain : 30 grammes.
Eau : 1 verre.	Eau : 1 verre.

DIMANCHE

Déjeuner.	*Dîner.*
40 à 50 gr. de poulet rôti.	150 gr. de potage velouté maigre.
60 gr. de purée de carottes.	40 gr. de nouilles au beurre.
40 gr. de pudding à la semoule.	40 gr. compote de pruneaux.
Pain : 50 grammes.	Pain : 30 grammes.
Eau : 1 verre.	Eau : 1 verre.

Alimentation de 5 à 7 ans.

L'alimentation de l'enfant *de 5 à 7 ans* est caractérisée par :

1° L'augmentation légère de la ration alimentaire en viande au repas de midi et la continuation du régime végétarien au repas du soir ;

2° Le remplacement de la bouillie du matin par du thé léger ou du cacao au lait, deux fois par semaine ;

3° L'introduction du vin largement étendu d'eau au repas de midi et au goûter.

Les œufs, les légumes secs et verts, les pâtes alimentaires, les viandes de boucherie, le poisson et la volaille, les fruits et entremets sucrés permettent de donner à l'enfant une alimentation très variée et substantielle.

Petit déjeuner :

Soupe au lait sucré. . . . . 150 gr.
Pain beurré. . . . . 50 gr.

ou 2 fois par semaine :

Thé léger ou cacao au lait. . . . . 1 tasse.

Goûter :

Pain ou gâteaux secs. . . . . 50 gr.
Confitures ou compotes, ou fruits très mûrs. . . . 50 gr.
Eau vineuse, ou lait, ou décoction de céréales. . . 1 verre.

MENUS HEBDOMADAIRES DE 5 A 7 ANS

LUNDI

Déjeuner.	*Dîner.*
60 à 75 gr. pigeonneau rôti.	150 gr. potage de santé.
100 gr. petits pois au beurre.	2 œufs sur le plat.
60 à 80 gr. fromage à la crème.	60 à 80 gr. gelée de rhubarbe.
Pain : 100 grammes.	Pain : 50 grammes.
Eau vineuse : 1 verre	Eau : 1 verre.

MARDI

Déjeuner.	*Dîner.*
80 gr. merlan grillé à la maître d'hôtel. 80 gr. macaroni au blanc de poule. 1 pot crème à la vanille.	150 gr. potage velouté gras. 80 gr. soufflé au riz. 60 à 80 gr. marmelade de pommes.
Pain : 100 grammes. Eau vineuse : 1 verre.	Pain : 50 grammes. Eau : 1 verre.

MERCREDI

Déjeuner.	*Dîner.*
1 côtelette d'agneau (60 à 75 gr.). 100 gr. de quenelles de pommes de terre à la sauce blanche. 60 gr. de biscuit de Savoie.	150 gr. potage purée de pois secs. 2 œufs en cocotte à la crème. 1 pomme au four.
Pain : 100 grammes. Eau vineuse : 1 verre.	Pain : 50 grammes. Eau : 1 verre.

JEUDI

Déjeuner.	*Dîner.*
60 à 75 gr. ris de veau à la poulette. 80 à 100 gr. chou-fleur au naturel. 60 à 80 gr. pudding à la semoule.	150 gr. panade à la crème. 60 à 80 gr. soufflé de bananes. 60 gr. fromage à la crème.
Pain : 100 grammes. Eau vineuse : 1 verre.	Pain : 50 grammes Eau : 1 verre.

VENDREDI

Déjeuner.

80 gr. sole à l'anglaise.
80 gr. pâtes à la béchamel.
20 gr. langues de chat à l'orange.

Pain : 100 grammes.
Eau vineuse : 1 verre.

Dîner.

150 gr. potage crème de laitues.
2 œufs brouillés au naturel.
50 gr. croquettes de céravène.

Pain : 50 grammes.
Eau : 1 verre.

SAMEDI

Déjeuner.

60 à 75 gr. filet de bœuf grillé.
80 gr. purée de lentilles.
60 à 80 gr. gâteau de riz.

Pain : 100 grammes.
Eau vineuse : 1 verre.

Dîner.

150 gr. potage gras quenelles de semoule.
Omelette (2 œufs).
50 gr. compote de pruneaux.

Pain : 50 grammes.
Eau : 1 verre.

DIMANCHE

Déjeuner.

60 à 75 gr. poulet rôti.
80 gr. petits pâtés de pommes de terre.
60 gr. crème renversée à la vanille.

Pain : 100 grammes.
Eau vineuse : 1 verre.

Dîner.

150 gr. potage crème d'orge.
60 gr. épinards aux œufs pochés (2 œufs).
50 gr. fromage à la crème.

Pain : 50 grammes.
Eau : 1 verre.

III. — LES MENUS DE LA GRANDE ENFANCE (de 7 à 12 ans)

De 7 à 12 ans, l'accroissement de la ration alimentaire est nécessaire pour deux raisons : 1° *Fréquentation scolaire*, avec, pour conséquence, la suractivité cérébrale ; 2° *Phénomènes de croissance* (augmentation du poids, accroissement de la taille, percée des dents de la seconde dentition, etc.).

L'enfant, après avoir été univore pendant la première année de sa vie, et plurivore après le sevrage, devient omnivore ; mais son omnivorité ne doit jamais être celle de l'adulte, dont il n'est que la miniature.

Alimentation de 7 à 10 ans.

Petit déjeuner. — Au choix :

200 grammes de café au lait ; — 200 grammes de thé au lait ; — 200 grammes de cacao au lait ou à l'eau ; — 200 grammes de soupe au lait sucré ou salé ; — **1** œuf à la coque.

Avec : pain beurré : 60 grammes.

Goûter. — 60 grammes de pain avec beurre, ou fruits mûrs, ou fromage, ou marmelades, ou compotes (60 grammes); 1 verre de décoction de céréales.

MENUS HEBDOMADAIRES DE 7 A 10 ANS

LUNDI

Déjeuner.	*Dîner.*
80 à 100 gr. filet de bœuf.	200 gr. consommé à l'orge perlé.
100 gr. chicorée au jus.	70 gr. coquilles de cervelle.
80 gr. soufflé aux abricots.	80 gr. haricots verts à la maître d'hôtel.
30 gr. gâteaux digestifs.	80 gr. crème renversée au chocolat.
Pain : 125 grammes.	Pain : 120 grammes.
Eau vineuse.	Eau vineuse.

MARDI

Déjeuner.

100 gr. agneau à la crème.
100 gr. salsifis au jus.
60 gr. pudding aux pruneaux.
60 gr. fromage à la crème.

Pain : 125 grammes.
Eau vineuse.

Dîner.

200 gr. potage crème de potiron.
80 gr. grenouilles sautées au beurre.
80 gr. riz au lait.
60 gr. gelée de pommes.

Pain : 120 grammes.
Eau vineuse.

MERCREDI

Déjeuner.

100 gr. turbot sauce mousseline.
100 gr. macaroni à la reine.
60 gr. soufflé aux pointes d'asperges.
60 gr. compote de framboises.

Pain : 125 grammes.
Eau vineuse.

Dîner.

200 gr. consommé printanier.
2 œufs mollets au gratin.
60 gr. de gâteau mousseline.
1 pot de crème au café.

Pain : 120 grammes.
Eau vineuse.

JEUDI

Déjeuner.

1 côtelette de mouton grillée.
100 gr. de haricots panachés à l'anglaise.
60 gr. pudding soufflé.
60 gr. compote de bananes.

Pain : 125 grammes.
Eau vineuse.

Dîner.

200 gr. potage crème de volaille.
Omelette (2 œufs) aux petits pois et laitues.
80 gr. gâteau de riz.

Pain : 120 grammes.
Eau vineuse.

VENDREDI

Déjeuner.

100 gr. côtelettes de brochet à la crème.
100 gr. de boulettes de pommes de terre.
80 gr. de biscuit à la crème.
60 gr. de compote de pommes.

Pain : 125 grammes.
Eau vineuse.

Dîner.

200 gr. potage crème d'asperges.
1 œuf poché à la béchamel.
60 gr. soufflé à la vanille.
60 gr. gelée d'oranges.

Pain : 120 grammes.
Eau vineuse.

SAMEDI

Déjeuner.

100 gr. veau braisé.
100 gr. carottes aux petits pois.
60 gr. bouchées Monselet.
60 gr. œufs à la neige.

Pain 125 grammes.
Eau vineuse.

Dîner.

200 gr. consommé de volaille.
80 gr. cervelle de veau au beurre.
1 fond d'artichaut au gratin.
80 gr. Agénois Chantilly.

Pain : 120 grammes.
Eau vineuse.

DIMANCHE

Déjeuner.

100 gr. selle d'agneau rôtie.
100 gr. haricots flageolets au beurre.
60 gr. de gâteau mousseline.
Pot de crème au chocolat.

Pain : 125 grammes.
Eau vineuse.

Dîner.

200 gr. potage purée de pommes de terre.
80 gr. poulet rôti.
60 gr. gnocchis à la semoule.
60 gr. gelée de pommes.

Pain : 120 grammes.
Eau vineuse.

Alimentation de 10 à 12 ans.

De 10 à 12 ans, l'alimentation est identique pour le choix des aliments et des préparations culinaires; seules les *quantités* d'aliments peuvent être légèrement augmentées.

IV. — LES MENUS DE L'ADOLESCENCE.

Alimentation de 12 à 18 ans.

Le régime alimentaire ne peut comprendre que des données *moyennes* variables avec le tempérament, les poussées de croissance, le travail intellectuel, le sexe du sujet, etc.

A titre seul d'indication générale, voici une *carte des menus hebdomadaires pour lycéens*, qui a été rédigée par le très distingué économe du lycée d'Amiens, que nous remercions de sa vive obligeance.

Petit déjeuner : Café au lait, sauf le jeudi et le dimanche, où l'on sert du chocolat au lait.

LUNDI

Déjeuner.	*Dîner.*
Maquereaux à l'huile; Gigot rôti sauce chevreuil; Haricots maître d'hôtel.	Soupe julienne; Bœuf à la mode aux carottes; Crème à la vanille.

MARDI

Déjeuner.	*Dîner.*
Radis et beurre; Bifteck sauce Bercy; Pommes de terre frites.	Potage santé au vermicelle; Veau rôti sur épinards; Fromage de Hollande.

MERCREDI

Déjeuner.	*Dîner.*
Thon mariné à l'huile; Porc frais rôti sur purée Saint-Germain; Crème renversée au caramel.	Potage aux légumes; Aloyau rôti sauce bordelaise; Pommes de terre château.

JEUDI

Déjeuner.	*Dîner.*
Saucisson; Bœuf sauce bourguignonne; Choux-fleurs à l'huile; Petits fours.	Potage gras aux pâtes; Rosbif sauce rémoulade; Pommes de terre en purée.

VENDREDI

Déjeuner.	*Dîner.*
Beurre frais; Poisson frais; Haricots au beurre; Confitures.	Potage Crécy au tapioca; Omelette sauce tomate; Crème au chocolat.

SAMEDI

Déjeuner.	*Dîner.*
Friands; Bifteck maître d'hôtel; Asperges à la vinaigrette.	Potage normand; Veau braisé sur nouilles; Pruneaux au vin.

DIMANCHE

Déjeuner.	*Dîner.*
Thon mariné à l'huile; Bœuf jardinière; Jambon moutarde; Gâteaux.	Potage croûte au pot; Aloyau rôti; Pommes de terre en purée.

HYGIÈNE DE LA MASTICATION CHEZ L'ENFANT

La *mastication défectueuse* ou tachyphagie (manger vite), à qualités et quantités égales, distend l'estomac, force sa musculature et sa sécrétion, exalte sa sensibilité et sa température, prolonge son effort, bref l'oblige, en tous modes fonctionnels, à un surtravail qui a sa rançon (troubles dyspeptiques, névralgies, affections cutanées de la face et du cuir chevelu, etc.) [Dr Jacquet].

La discipline de la mastication est de toute utilité chez l'enfant qui doit manger sans hâte, à heures fixes, boire peu, par gorgées, et se livrer à un exercice modéré après les repas. Les mets trop chauds ou trop froids provoquent des indigestions. Voici la température moyenne de prise des aliments : eau potable, 12° ; bière, vin blanc, 10° ; vin rouge, lait, 16° à 18° ; potages et bouillies, 37° à 42°-45° ; purées, 40° à 43° ; viandes rôties (mouton surtout), café, thé, chocolat, 40° à 45°.

Les phénomènes digestifs dépendent : 1° d'actions mécaniques (mastication *prolongée*, lavage et brossage des dents après chaque repas, défécation quotidienne à la même heure, suppression de toute compression : corset, etc.) ; 2° de la disposition physique et morale de celui qui mange : la digestion a son côté cérébral (pas de travail intellectuel pendant les repas, parfaite ordonnance des mets apprêtés avec soin et variés, etc.).

LA RATION ALIMENTAIRE

Le *contrôle de la ration alimentaire* s'effectue par : la pesée de l'enfant, l'examen chimique de ses urines, etc.

La *bascule* est une dépense justifiée d'hygiène domestique.

Voici quelques renseignements sur la *contenance des ustensiles de table :*

La *cuillère à café* contient : 5 gr. de liquide (lait, bouillon, etc.), 5 gr. de farine ou de sucre en poudre.

La *cuillère à potage* contient : 15 gr. de farine, 15 gr. de sagou, 16 gr. de tapioca, 20 gr. de semoule, 20 gr. de sucre en poudre, 20 gr. de pâtes d'Italie, 22 gr. d'arrow-root, 25 gr. de fécule, 25 gr. de riz, 9 gr. de gruyère râpé, 15 gr. de sel de cuisine.

Le *verre à liqueur* contient 25 c. cubes de liquide ; le *verre à bordeaux*, 50 ; la *tasse à café*, 100 ; la *tasse à thé*, 125 ; le *grand verre*, 150 ; la *tasse à petit déjeuner*, 210 ; l'*assiette creuse*, 250 ; le *bol moyen*, 250 à 300.

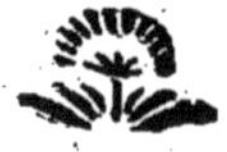

Deuxième Partie

LES RECETTES

Aliments permis selon les âges

LES ALIMENTS

Les *aliments* sont des substances qui, introduites dans l'organisme, servent à l'entretien de la vie et à la formation ou à la reconstitution des tissus; ils se divisent en *deux classes:*

1° les aliments quaternaires ou *azotés* (ou *albuminoïdes*);

2° les aliments ternaires ou non *azotés*, qui comprennent les *graisses*, et les *hydrates de carbone* (*amidons* et *sucres*).

Les aliments renferment toujours, en plus ou moins grandes proportions, de l'*eau* et des *sels*.

La *valeur nutritive* d'un aliment se compose de ce qu'il contient d'albumine, de graisse, de matières féculentes et sucrées, et de matières salines.

I. — Les Œufs

Valeur alimentaire. Un œuf moyen de 60 grammes renferme *13 grammes* de matériaux utiles, savoir : un peu plus de 7 grammes d'*albumines*, un peu moins de 6 grammes de *graisses.*

Le jaune d'œuf constitue une source abondante de phosphore assimilable et contient du fer organique.

L'œuf fournit au jeune enfant les matériaux essentiels de la formation du sang, des muscles, du tissu nerveux.

Un œuf équivaut, comme pouvoir nutritif, à 50 grammes de viande ou à 120 grammes de lait de vache.

Au point de vue de la digestibilité et de l'utilisation intestinale, l'œuf est un aliment de premier ordre.

Le jaune d'œuf contient des produits extractifs qui se transforment dans l'organisme en acide urique : les enfants arthritiques ou hépatiques doivent de ce fait être sobres du jaune d'œuf.

L'œuf favorise les putréfactions intestinales : il est plutôt constipant.

Le blanc d'œuf est, beaucoup plus que le jaune, sujet aux putréfactions : d'où l'interdiction aux enfants des saint-honoré, éclairs, marignans, meringues, choux à la crème, etc., très facilement altérables, surtout en été, en particulier les jours d'orage.

1. **Œufs à la coque** (*à partir de 15 mois*). — Faites bouillir de l'eau dans une casserole et salez-la (les œufs sont meilleurs cuits à l'eau salée à 110° et le blanc se colle moins à la coquille). Quand l'eau salée bout, retirez-la du feu et posez doucement les œufs dedans ; couvrez bien et laissez 3 à 4 minutes.

La méthode qui consiste à faire bouillir les œufs ne peut donner au jaune l'onctuosité qui est si estimée et au blanc le laité qui fait que l'œuf est léger à l'estomac.

L'œuf à la coque doit être mangé le jour même où il a été pondu ; au bout de 2 jours il n'a plus l'aspect crémeux qui constitue la caractéristique de l'œuf frais pondu. Il se mange à la cuillère, ou avec des *mouillettes* de pain grillé et refroidi, beurré.

ŒUFS MOLLETS

2. **Œufs mollets au naturel** (*à partir de 3 ans*). — Mettez les œufs très frais dans l'eau bouillante et laissez-les mijoter 5 minutes. Retirez-les avec une écumoire et plongez-les dans l'eau froide ; 10 minutes après, dépouillez-les de leurs coquilles et remettez-les dans l'eau froide afin de leur conserver leur blancheur.

Lorsqu'on veut les servir, on les fait chauffer, sans les laisser bouillir, dans de l'eau salée ou du bouillon blanc.

On peut préparer les œufs mollets sur *toasts* de pain grillé, ou les garnir de diverses purées : cervelle, volaille, poisson, chicorée, carottes, endives, épinards, etc., ou de riz au gratin. On peut les dresser sur croûtes grillées remplies d'une cuillerée de pulpe de viande.

3. **Œufs mollets à la reine** (*à partir de 7 ans*). — Hacher la chair d'un poulet froid avec 40 gr. de beurre, ajouter sel, et passer au tamis de crin ; au moment de servir, faire chauffer la purée sans la laisser bouillir. Faire chauffer les œufs mollets dans du bouillon blanc et les disposer en bordure de la purée dressée dans un plat.

4. **Œufs mollets au gratin** (*à partir de 7 ans*). — Étendez une couche de sauce béchamel dans un plat à gratin et rangez dessus des œufs mollets que vous enduisez de cette même sauce. Saupoudrez de fromage râpé et d'un peu de fine chapelure. Faites gratiner à four chaud quelques minutes seulement afin de ne pas laisser durcir les œufs.

ŒUFS POCHÉS

5. **Œufs pochés** (*à partir de 3 ans*). — Mettez dans une sauteuse 1 litre d'eau, 10 gr. de gros sel et un peu de jus de citron. Faites bouillir. Cassez les œufs tout près de la surface d'eau où se produit l'ébullition, laissez pocher *quatre minutes ;* enlevez les œufs avec une écumoire.

Suivant l'âge: Servez-les *au jus*, avec *potages*, ou *purées de volailles, de poissons, de légumes* (*pommes de terre, épinards, pointes d'asperges, fonds d'artichauts, tomates*) ou avec une *sauce béchamel* ou sur *toasts*.

On peut faire pocher le jaune de l'œuf seulement.

6. **Œufs pochés à la béchamel** (*à partir de 3 ans*). — Préparer des œufs pochés ; les couvrir d'une sauce béchamel.

On peut mélanger à une béchamel des petits pois ou haricots verts ou carottes nouvelles et y poser les œufs pochés.

7. **Œufs pochés au gratin** (*à partir de 5 ans*). — Recouvrir les œufs pochés d'une béchamel à laquelle on a ajouté du fromage râpé ; enfourner la préparation quelques minutes seulement afin de ne pas durcir les œufs.

8. **Jaunes d'œufs pochés en cocotte au bouillon et au lait** (*à partir de 7 ans*). — Mettre dans une cocotte à œufs 2 cuillerées de bouillon de bœuf bouillant, puis deux jaunes d'œufs; laisser pocher une à deux minutes.

On peut remplacer le bouillon par du lait légèrement salé.

On prépare les jaunes d'œufs pochés de toutes les façons indiquées pour les œufs mollets ou les œufs pochés.

9. **Œufs de pigeon pochés** (*à partir de 5 ans*). — Faire pocher des œufs de pigeon et les servir avec un bouillon au tapioca.

ŒUFS BROUILLÉS

10. **Œufs brouillés ordinaires** (*à partir de 3 ans*). — Cassez les œufs dans un saladier, fouettez-les; faites chauffer sur feu doux un bon morceau de beurre très frais ; ajoutez les œufs assaisonnés de sel ; remuez à la cuillère de bois jusqu'à ce qu'ils prennent corps. A ce moment fouettez-les vigoureusement en y incorporant de nouveau un peu de beurre.

On peut ajouter *suivant l'âge* : crème, pointes d'asperges, tomates, lentilles, petits pois, choux-fleurs, fromage, rognons de veau, pulpe de viande, etc.

11. **Œufs brouillés en petits pains** (*à partir de 5 ans*). — Cassez 6 œufs entiers dans un bol contenant un demi-verre de bonne crème douce, une prise de sel ; battez bien. Versez dans une petite casserole et faites cuire doucement en remuant continuellement avec un petit fouet en fil de laiton. Avec cette préparation remplissez des croustades tenues au chaud et servez aussitôt.

ŒUFS EN COCOTTE

12. **Œufs en cocotte** (*à partir de 2 ans*). — Tapissez la cocotte beurrée d'une cuillerée de crème fraîche, de lait ou de sauce béchamel, un peu de sel et de muscade. Cassez dessus l'œuf très frais, et ce avec précaution afin de laisser le jaune intact; finissez par une cuillerée de crème ou de béchamel. Mettez au four chaud ou au bain-marie 4 minutes.

13. **Œufs en cocotte au jus** (*à partir de 5 ans*). — Procédez de la même manière; remplacez la crème par une cuillerée de bon jus.

14. **Œufs en cocotte aux épinards** (*à partir de 5 ans*). — Beurrez une cocotte et tapissez-la d'épinards étuvés au beurre, demi-cuillerée de crème chaude. Saupoudrez l'œuf de 5 grammes de fromage râpé.

Il faut chauffer les cocottes et employer la crème chaude parce que, par ce procédé, l'œuf se trouve poché dessus et dessous et l'intérieur reste moelleux.

15. **Œufs en cocotte au jambon** (*à partir de 5 ans*). — Tapisser l'intérieur de la cocotte, très légèrement beurrée, d'une cuillerée de jambon cuit finement haché, ajouter l'œuf.

16. **Œufs en cocotte à la purée de cervelle de veau** (*à partir de 5 ans*). — Tapisser l'intérieur de la cocotte d'une couche de purée de cervelle de veau, ajouter l'œuf.

On peut préparer les œufs en cocotte aux *diverses purées* : pommes de terre (3 ans), légumes, volaille, poissons.

17. **Œufs en cocotte à la purée de viande crue.** — Préparer un œuf en cocotte; au sortir de la cuisson, placer sur l'œuf une bonne cuillerée de pulpe de viande de bœuf passée au tamis.

18. **Œufs en bloquette** (*à partir de 7 ans*). — Battre 2 ou 3 œufs, leur incorporer un demi-litre de lait, sel. Verser dans des moules beurrés et les enfourner 20 minutes. Démouler et servir les bloquettes avec une sauce tomate.

Sucrées et parfumées, elles constituent un *entremets*.

ŒUFS SUR LE PLAT

19. **Œufs sur le plat** (*à partir de 5 ans*). — Cassez et versez les œufs avec précaution dans un plat à œufs dans lequel vous aurez fait fondre un peu de beurre; assaisonnez et passez à four chaud quelques instants de façon à ce que les œufs soient pris et recouverts d'une légère pellicule blanche. Servez-les aussitôt sortis du four.

20. **Œufs sur le plat à la crème** (*à partir de 5 ans*). — Procéder comme ci-dessus; avant la cuisson, ajouter un peu de crème.

21. **Œufs sur le plat au fromage** (*à partir de 5 ans*). — Séparer les blancs des jaunes. Monter les blancs en neige très ferme, les verser dans un plat à gratin beurré et les saupoudrer de fromage râpé. Sur cette surface disposer les jaunes, les saupoudrer de fromage râpé, et enfourner quelques instants à four doux. En sortant le plat du four, arroser l'espace qui sépare les œufs avec quelques cuillerées de crème douce chauffée au bain-marie.

22. **Œufs sur le plat aux petits pois** (*à partir de 5 ans*). — Garnissez le fond du plat bien beurré de 2 cuillerées de petits pois à la française, cassez 2 œufs dessus. Mettez 15 grammes de beurre pour la cuisson qui se fera au four.

23. **Œufs sur le plat aux pointes d'asperges et fonds d'artichauts** (*à partir de 5 ans*). — Une cuillerée de pointes d'asperges à la crème au fond du plat largement beurré, 2 œufs cassés dessus, 4 pointes d'asperges dressées en travers, entre les jaunes; fonds d'artichauts émincés et sautés au milieu.

24. **Œufs sur le plat à la chicorée** (*à partir de 5 ans*). — Une cuillerée de chicorée à la crème au fond du plat, 2 œufs cassés dessus, cordon de béchamel claire.

25. **Œufs sur le plat aux pommes de terre** (*à partir de 5 ans*). — Garnissez le fond du plat de minces lames de

pommes de terre cuites et saupoudrées de fromage râpé, 2 œufs cassés dessus et arrosés d'une cuillerée de crème fraîche pour cuisson.

26. **Œufs sur le plat au jambon** (*à partir de 5 ans*). — Faire rissoler le jambon à la poêle et le dresser de chaque côté du plat à œufs après cuisson de ceux-ci.

27. **Œufs sur le plat au macaroni** (*à partir de 5 ans*). — Entourer les œufs de macaroni à l'italienne, enfourner quelques minutes.

OMELETTES

28. **Omelette au naturel** (*à partir de 5 ans*). — Cassez les œufs dans un plat creux, ajoutez un peu d'eau et quelques petits morceaux de beurre, assaisonnez-les et battez-les. Mettez dans la poêle un bon morceau de beurre; lorsqu'il est bien chaud, versez d'un seul coup les œufs battus, soulevez légèrement à mesure qu'ils se prennent, et remuez la poêle afin que le beurre circule bien en dessous. Un peu avant la fin de la cuisson et quand l'omelette bave encore, placez dessus un morceau de beurre, servez-la en chausson.

29. **Omelette à la crème** (*à partir de 5 ans*). — Omelette autour de laquelle vous versez une sauce béchamel ou un peu de crème de lait chauffée au bain-marie.

30. **Omelette aux endives** (*à partir de 5 ans*). — Omelette fourrée, pour 3 œufs, de 50 grammes d'endives braisées et liées à la crème, et entourée d'un cordon de sauce crème.

31. **Omelette aux petits pois et laitues** (*à partir de 5 ans*). — Omelette fourrée, pour 3 œufs, de 40 grammes de petits pois additionnés de laitues et liés au beurre.

32. **Omelette aux pointes d'asperges** (*à partir de 7 ans*). — Omelette fourrée d'une cuillerée de pointes d'asperges liées à la sauce crème et entourée d'un cordon de la même sauce.

33. **Omelette aux épinards** (*à partir de 5 ans*). — Omelette fourrée d'une cuillerée d'épinards et entourée d'un cordon de béchamel ou de sauce crème.

34. **Omelette aux fonds d'artichauts** (*à partir de 5 ans*). — Battez et assaisonnez les œufs comme pour une omelette ordinaire. Farcissez l'omelette avec des fonds d'artichauts cuits à l'eau salée, coupés en lames, et 2 cuillerées de béchamel ; servez en chausson.

35. **Omelette au jambon** (*à partir de 5 ans*). — Préparer les œufs comme pour l'omelette au naturel. Faire revenir le jambon, coupé en gros dés, dans le beurre, avant d'y verser les œufs.

36. **Omelette à la cervelle et au jambon** (*à partir de 5 ans*). — Battre les œufs et faire l'omelette selon la méthode habituelle. Avant de la doubler, la garnir d'une forte cuillerée de cervelle de veau, additionnée d'une demi-cuillerée de maigre de jambon d'York haché.

37. **Omelette à la pulpe de viande.** — Faire l'omelette selon la méthode habituelle. Avant de la doubler, la garnir de deux cuillerées de pulpe de viande de bœuf crue, hachée, et passée au tamis fin.

38. **Omelette mousseline** (*à partir de 5 ans*). — Travaillez 3 jaunes dans une terrine avec 2 grammes de sel et une cuillerée de crème très épaisse. Ajoutez les 3 blancs montés en neige ferme et traitez comme omelette ordinaire.

39. **Omelette aux confitures** (*à partir de 5 ans*). — Se prépare comme les autres omelettes ; au moment de la plier, on la couvre d'une couche de *confiture*, de *marmelade* ou de *gelée* de fruits.

40. **Omelette au** sucre (*à partir de 5 ans*). — Séparer les blancs des jaunes de 3 œufs, monter les blancs en neige très ferme ; ajouter aux jaunes le zeste d'un demi-citron avec un demi-verre de crème double, un peu de sel fin, une

cuillerée de sucre en poudre. Mettre le beurre dans la poêle; pendant qu'il chauffe, mélanger les blancs et les jaunes, les verser dans le beurre, puis procéder comme pour une omelette ordinaire. Glacer avec une pelle rougie au feu, après avoir saupoudré de sucre.

41. **Omelette soufflée à la vanille** (*à partir de 3 ans*). — Pour 6 blancs battus en neige, 3 jaunes, parfumer avec vanille (ou citron) et ajouter sucre en poudre. Monter les blancs en neige, battre les jaunes avec le sucre en poudre. Mélanger les deux préparations et les verser dans un plat beurré; enfourner à feu doux 15 à 20 minutes.

II. — Les Potages

LES POTAGES GRAS OU BOUILLONS DE VIANDE

I. — Bouillon de bœuf

Valeur alimentaire. Le bouillon a une valeur nutritive très faible : 1 litre de bouillon équivaut à 40 grammes de viande fraiche : une assiette de bouillon fournit 2 à 3 grammes d'albumine et gélatine et à peu près autant de graisses, c'est-à-dire pas plus que 2 à 3 cuillerées à soupe de lait de vache.

Le bouillon est un *aliment plastique* par ses phosphates, ses sels de potasse et de magnésie et ses lécithines; il est *peptogène*, excitant de la sécrétion gastrique; par sa teneur en principes extractifs, il est un *excitant* de la circulation et du système nerveux; il congestionne le foie et les reins. Il ne doit *pas être l'aliment habituel* des enfants arthritiques, rhumatisants, cardiaques, névropathes, excités : il est contre-indiqué dans les néphrites à cause de sa teneur en sel.

Le bouillon n'est pas permis avant l'âge de 10 mois.

42. **Bouillon de bœuf simple** (*à partir de 2 ans*). — Placer la viande à l'eau froide (1 livre de viande pour un litre d'eau);

au premier bouillon, écumer, saler, ajouter carottes, navets et poireaux épluchés, faire bouillir lentement 5 heures, tamiser à la serviette trempée à l'eau bouillie froide et égouttée par torsion.

Les colorants ou caramels dénaturent le goût du bouillon : la bonne couleur naturelle est celle que lui donnent les carottes et la cuisson lente.

43. **Bouillon aux farines et pâtes** *(à partir de 2 ans)*. — A ce bouillon on peut ajouter : tapioca, vermicelle, pâtes d'Italie, sagou, semoule, riz, céravène, nouilles, etc. ; pain grillé, biscottes, grissini.

44. **Bouillon aux jaunes d'œufs** *(à partir de 3 ans)*. — Le bouillon destiné à être versé sur les jaunes d'œufs ne doit pas être bouillant, mais tiède (au-dessous de 40°), sinon il prend un aspect grumeux.

45. **Bouillon aux œufs pochés** *(à partir de 3 ans)*. — Faire bouillir le bouillon, casser l'œuf tout près de sa surface et le laisser pocher couvert, 2 minutes.

CONSOMMÉS (à partir de 7 ans)

Les *consommés* ou *bouillons concentrés* sont plus nourrissants, mais plus excitants et plus toxiques.

46. **Consommé de bœuf** *(à partir de 7 ans)*. — Même préparation que pour le bouillon ordinaire; mais doubler la quantité de viande (sans augmenter la quantité d'eau) et prolonger beaucoup la cuisson.

47. **Consommé printanier** *(à partir de 7 ans)*. — Consommé ordinaire dans lequel on met une garniture printanière avec œufs pochés.

48. **Consommé avec garniture riz et choux-fleurs** *(à partir de 7 ans)*. — Consommé ordinaire lié au tapioca léger, avec garniture de riz en grains et petits bouquets de choux-fleurs (cuits à part).

49. **Consommé à l'orge perlé** *(à partir de 7 ans)*. —

Mettre 45 grammes d'orge dans 1 litre de consommé froid (2 heures de cuisson.)

50. **Consommé aux fonds d'artichauts et à la moelle** (*à partir de 7 ans*). — Ajouter au consommé des fonds d'artichauts cuits et des petits croûtons frits au beurre et garnis de lames de moelle pochée.

BOUILLONS DE RÉGIMES

51. **Thé de bœuf** (*à partir de 7 ans*). — 1re *préparation*. — Hacher très menu un gros morceau de viande de bœuf bien dégraissé, le faire bouillir un quart d'heure dans 1 litre d'eau, passer au tamis et ajouter un peu de sel.

2e *préparation*. — Faire griller à moitié un morceau de viande de bœuf et le couper en morceaux dont on exprime le jus avec une presse.

52. **Bouillon à la purée de viande crue**. — Attendre pour y verser la viande crue (bœuf, veau, poulet) que le bouillon soit refroidi au-dessous de 40° (mesurer la température par un thermomètre à alcool).

53. **Bouillon d'os.**

Pommes de terre, carottes, de chacune. .	60 gr.
Haricots blancs, navets, de chacun. . . .	25 —
Céleris.	15 —
Os bien dégraissés et frais	250 —
Eau	1 litre

Laisser bouillir à petit feu 3 heures et ajouter 5 grammes de sel par litre de bouillon.

II. — Bouillon de veau

Les *bouillons de veau et de poulet* ont à peu près même composition et mêmes propriétés ; ils sont plus riches en gélatine, moins riches en substances extractives, moins toxiques et plus légers que le bouillon ordinaire.

54. **Bouillon de veau** (*à partir de 15 mois*). — 500 grammes de veau (gîte, côtes, poitrine, cou, rouelle), enlever la

graisse et la peau, couper en petits morceaux, faire bouillir dans 2 litres d'eau, écumer, ajouter sel, cerfeuil, poireau, 1 laitue et 2 carottes, cuire 3 heures et tamiser.

55. **Bouillon de veau aux semences** (*à partir de 3 ans*). — 1 livre de cou de veau, 50 grammes d'orge perlé, 50 grammes de riz lavé, ajouter 2 litres d'eau, un peu de sel, faire bouillir lentement 3 heures, dégraisser et tamiser.

56. **Bouillon de jarret de veau** (*à partir de 15 mois*). — Le *bouillon de jarret de veau* s'obtient par la coction sur feu modéré d'un gros jarret de veau avec os, dans une quantité d'eau légèrement salée suffisante pour recouvrir complètement les morceaux. Après écumage, on ajoute des légumes (carottes, navets, persil, poireaux, céleri), et on laisse bouillir légèrement 3 heures. Tamiser.

III. — Bouillons de poulet et autres

57. **Bouillon de poulet ordinaire** (*à partir de 15 mois*). — Le *bouillon de poulet* se prépare suivant la même technique que le bouillon de jarret de veau : un quart de poulet moyen remplace 125 grammes de jarret de veau.

58. **Bouillon de poulet aux asperges** (*à partir de 5 ans*). — 1 jeune poulet, 1 litre et demi d'eau, sel, poireaux, faire bouillir une heure et demie. Ajouter une vingtaine de têtes d'asperges blanchies à l'eau salée ; faire bouillir le tout une demi-heure, passer et dégraisser.

59. **Bouillon de poulet à l'oseille** (*à partir de 7 ans*). — 1 jeune poulet, le farcir d'orge et de riz, le couvrir d'eau ; faire bouillir une heure et demie, ajouter une grosse poignée de feuilles d'oseille épluchées et lavées, un peu de sel, un poireau, faire cuire un quart d'heure, passer et dégraisser.

60. **Consommé à la volaille** (*à partir de 7 ans*). — Pour 3 litres d'eau une demi-poule (rôtie très légèrement dans du beurre) et 1 kilogramme de tranche de bœuf, faire bouillir,

écumer, ajouter carottes, poireaux et navets; laisser cuire 6 heures sur feu lent.

61. **Potage crème de volaille** (*à partir de 7 ans*). — Lever les filets et les blancs d'une volaille cuite; piler les chairs avec soin et passer à la passoire fine. Mouiller avec bon consommé, et, au moment de servir, ajouter 4 jaunes d'œufs pour former une crème.

62. **Velouté de volaille** (*à partir de 5 ans*). — Délayer à chaleur douce 5 grammes de beurre et une petite cuillerée d'arrow-root. Mouiller de 5 décilitres de bouillon tiède de volaille. Ajouter les chairs d'une cuisse de poulet finement tamisée. Mélanger et faire cuire 35 minutes.

On peut à volonté y ajouter un peu de crème double.

On peut préparer ce velouté à la farine d'orge ou de riz.

63. **Potage velouté gras** (*à partir de 5 ans*). — Mettez 2 œufs entiers dans un bol avec de la crème épaisse, mélangez bien et versez graduellement quelques cuillerées de bouillon en remuant toujours, jetez le mélange dans la soupière avec le potage gras au tapioca.

64. **Bouillon de pigeon** (*à partir de 5 ans*). — 1 pigeon, 50 grammes de carottes et 50 grammes de poireaux coupés en petits dés. Mouiller de 8 décilitres d'eau. Laisser cuire à petits bouillons 1 heure; passer et dégraisser.

65. **Bouillon de grenouilles** (*à partir de 3 ans*). — Laver et dégorger des cuisses de grenouilles dans de l'eau fraîche pendant 1 heure; les cuire avec 1 litre d'eau, écumer; ajouter sel, céleri, poireau, carottes, faire cuire à feu lent 2 heures, passer.

IV. — Bouillons avec garnitures

66. **Quenelles de moelle de bœuf** (*à partir de 7 ans*). — Hacher finement 40 à 50 grammes de moelle de bœuf, lui mélanger 2 cuillerées de chapelure, 1 jaune d'œuf, muscade et sel; former avec cette pâte de petites boules bien régu-

lières ; les jeter dans un demi-litre de bouillon porté à ébullition, et lorsqu'elles ont reparu à la surface les laisser bouillir 5 à 6 minutes avant de servir le potage.

Les *quenelles de cervelles* (*à partir de 5 ans*) se préparent de la même façon.

67. **Quenelles de veau** (*à partir de 5 ans*). — Piler au mortier 125 grammes de maigre de veau bien paré et coupé en menus morceaux. Ajouter un blanc d'œuf, une pincée de sel. Passer la farce au tamis fin et lui ajouter sur glace si possible 1 décilitre de sauce béchamel. Façonner les quenelles à la cuillère à café ou à entremets, et les mettre pocher dans le potage bouillant pendant 8 minutes à très léger frémissement.

On peut préparer de la même façon les *quenelles de jambon.*

68. **Quenelles écume** (*à partir de 5 ans*). — Bien mélanger 2 jaunes d'œufs et une cuillerée à café de farine, ajouter les 2 blancs battus en neige très ferme. Dans le potage bouillant jeter une cuillerée à café de cette préparation, donner deux bouillons et servir.

69. **Quenelles à la semoule** (*à partir de 3 ans*). — Mettez 75 grammes de beurre dans une terrine, 3 jaunes d'œufs, travaillez le mélange à la cuillère de bois, ajoutez 75 grammes de semoule fine, assaisonnez avec sel et muscade, formez des quenelles que vous ferez pocher dans le bouillon.

70. **Noques au beurre** (*à partir de 5 ans*). — Mettez dans une terrine chaude 125 grammes de beurre, travaillez-le, ajoutez 2 œufs l'un après l'autre, 175 grammes de farine, un grain de sel, mêlez le tout. Prenez la préparation avec une cuillère et faites pocher dans du bouillon.

LES POTAGES MAIGRES

I. — Potages au lait (*à partir de 2 ans*)

Les potages au lait sont préparés avec des *farines alimentaires* ou des *pâtes* de bonne qualité (tapioca, semoule, vermicelle, pâtes d'Italie fines, arrow-root, sagou, etc.).

71. Recette-type de potage au lait. — 100 grammes de lait; 5 grammes de sucre; 10 grammes de farine ou de pâte.

Délayer la *farine* avec un peu de lait froid, ajouter le sucre, le reste du lait et faire chauffer en remuant. Cuisson : 20 minutes.

S'il s'agit d'une *pâte*, faire bouillir le lait sucré et y verser en pluie la semoule, ou le tapioca, etc. Cuisson, 25 minutes.

On peut remplacer le sucre par le sel.

Les potages au lait peuvent être rendus plus *nutritifs* par l'addition, pour 1 litre de potage, de :

1° Un jaune d'œuf, ou un œuf entier;
2° 50 grammes de crème fraîche;
3° Un jaune d'œuf, et 25 grammes de crème ou de beurre.

72. Potages diastasés (*de régimes*). — Lorsque le potage à base de fécule est cuit, le retirer du feu, le maintenir à une douce chaleur et y jeter un sachet d'orge germée qu'on laisse infuser. Retirer le sachet au bout de 5, 10, 20 minutes, selon l'action diastasique qu'on veut obtenir.

Le sachet est préparé en enfermant dans un petit sac de mousseline une cuillerée à soupe d'orge germée qu'on a préalablement passée au moulin à café.

II. — Panades (*à partir de 15 mois*)

Les panades sont des aliments un peu plus lourds, mais plus nutritifs que les bouillies et crèmes de farine; à partir de 15 mois, une panade par jour est permise.

Elles se préparent à l'eau, au lait, au bouillon, avec pain grillé, biscottes, grissini, zwiebacks, etc.

73. Panade à l'eau (*à partir de 15 mois*). — Couper des tranches de pain rassis, les cuire à l'eau 2 heures, passer à la passoire fine; saler, ajouter beurre frais.

74. Panade à la crème (*à partir de 2 ans*). — Faire sécher un petit pain au lait, le cuire dans l'eau 2 heures : passer à la passoire fine, ajouter sel, un petit morceau de beurre et 2 cuillerées de crème; tourner 5 minutes sur le feu, sans laisser bouillir.

75. **Panade aux biscottes** (*à partir de 15 mois*). — Mettez 3 ou 4 tranches de biscottes dans 1 litre d'eau bouillante; laissez-les se gonfler; passez au tamis fin.

76. **Panade royale** (*à partir de 2 ans*). — 1 litre d'eau, 50 grammes de pain rassis, 2 jaunes d'œufs, 40 grammes de beurre, 1/2 verre de crème fraîche. Un peu de sel.

Tremper le pain dans l'eau, saler, faire mijoter 3/4 d'heure. Ajouter le beurre et verser le tout dans la soupière sur les jaunes d'œufs et la crème, en remuant vivement.

77. **Panade à l'œuf** (*à partir de 2 ans*). — 200 grammes de pain, 2 verres d'eau, 50 grammes de beurre frais. Laisser mijoter 25 à 30 minutes. Bien fouetter et incorporer 1 jaune d'œuf battu et le beurre.

III. — Potages crèmes *(à partir de 2 ans)*

78. **Potage crème d'orge** (*à partir de 2 ans*). — 5 cuillerées d'orge, 2 litres d'eau, sel, 60 grammes de beurre, 2 jaunes d'œufs.

Bien laver l'orge, la couvrir d'eau et laisser cuire 2 à 3 heures; ajouter beurre, sel, tamiser, verser le potage sur les jaunes d'œufs délayés.

Recettes analogues pour la *crème d'avoine et de riz* (*à partir de 2 ans*).

Ces divers potages peuvent se préparer avec lait, bouillons gras ou de légumes.

79. **Potage crème d'avoine.** — Délayez 2 cuillerées de crème d'avoine dans 1 décilitre de lait froid bouilli. Versez le mélange dans 2 décilitres de lait bouillant. Laissez cuire 25 minutes. Passez à la passoire fine.

Même méthode et mêmes proportions pour *crème d'orge* et *crème de riz*.

IV. — Potages veloutés maigres *(à partir de 3 ans)*

80. Faites bouillir dans de l'eau du tapioca (ou semoule, ou vermicelle), salez; mettez dans la soupière un morceau de

beurre, 2 jaunes d'œufs et 2 cuillerées à soupe de crème épaisse; assaisonnez, mélangez le tout, versez petit à petit, et en remuant, le tapioca bouillant; servez.

V. — Potages aux légumes frais

81. Potage crème de légumes frais (*à partir de 5 ans*). — Passer au tamis quelques laitues échaudées à l'eau bouillante. Mouiller la purée de laitues avec du lait, y ajouter quelques cuillerées de crème de riz; laisser cuire 20 minutes. Au moment de servir, ajouter une liaison de jaunes d'œufs.

On peut préparer de même les *petits pois, épinards, cresson, chicorée, carottes, haricots verts*, etc.

82. Potage de santé (*à partir de 3 ans*). — Faites cuire des pommes de terre à l'eau salée pendant 20 minutes. Faites revenir doucement pendant 15 minutes une poignée de cresson dans du beurre; ajoutez les pommes de terre écrasées au presse-purée et leur eau de cuisson. Faites bouillir 15 minutes. Au moment de servir, ajoutez une pincée de cerfeuil, des jaunes d'œufs et quelques cuillerées de crème.

83. Potage crème de poireaux et de pommes de terre (*à partir de 3 ans*). — Quantité égale de poireaux et de pommes de terre; couper en morceaux et faire cuire à l'eau; passer le tout, ajouter au bouillon ainsi obtenu une pâte quelconque; dans le fond de la soupière mettre 1 jaune d'œuf (ou 1 verre de crème) et un morceau de beurre.

84. Potage purée de pommes de terre (*à partir de 3 ans*). — 1° *à l'eau.* Faites cuire 5 ou 6 pommes de terre avec 1 litre d'eau; tamisez. Mettez la purée sur le feu avec un morceau de beurre, ajoutez un peu de sel; lorsque le beurre est fondu, versez dans la soupière sur croûtons.
2° *Au lait.* Même préparation.

85. **Potage purée de carottes** (*à partir de 5 ans*). — 1/2 litre de carottes Crécy ; ratissez-les, passez-les au beurre, mouillez avec bouillon, ajoutez une poignée de riz, un peu de sucre, et, lorsque le tout est bien cuit, passez à l'étamine. Liez avec crème double et morceau de beurre; versez sur croûtons.

86. **Potage purée de pois** (*à partir de 5 ans*). — Cuire 1 litre de pois frais avec blanc de poireau et 2 laitues; égoutter; passer et mouiller avec bouillon; ajouter beurre frais.

87. **Potage crème d'asperges** (*à partir de 7 ans*). — Délayer de la crème de riz avec du lait, l'ajouter à du bouillon chaud; lorsqu'elle est cuite, jeter des pointes d'asperges (cuites) dans le potage et la lier avec crème, jaune d'œuf et beurre préparés au fond de la soupière.

88. **Potage julienne** (*à partir de 7 ans*). — Pointes d'asperges, carottes, petits pois très tendres, et laitues hachées, les faire bouillir dans du bouillon jusqu'à ce que ces légumes soient absolument tendres.

89. **Potage crème de potiron** (*à partir de 7 ans*). — 1° Peler le potiron et le couper en morceaux; le recouvrir d'eau salée et le laisser bouillir jusqu'à ce que le potiron s'écrase; faire égoutter.

2° Piler le potiron, le passer à la passoire fine en mélangeant peu à peu à 1 litre de lait chaud. Faire mijoter 30 minutes, ajouter beurre frais, sel et servir sur croûtons.

90. **Soupe au céleri** (*à partir de 7 ans*). — Épluchez, lavez et coupez en petits morceaux un pied de céleri avec ses racines; faites cuire jusqu'à ce qu'ils cèdent sous la pression du doigt. Passez au tamis et remettez la pulpe sur le feu avec 1/2 litre d'eau de la cuisson, autant de bouillon; salez.

Après 1/4 d'heure d'ébullition, ajoutez 1/4 de litre de lait; maintenez au chaud et servez avec petits carrés de pain rôti.

VI. — Potages aux légumes secs

91. **Potage crème de légumes secs** (*à partir de 3 ans*). — Mettre des pois cassés dans l'eau froide avec une pincée de sel; cuire à petit feu. Passer au tamis, délayer avec du lait. Au moment de servir, ajouter un morceau de beurre.

On peut y ajouter un peu de *riz* cuit et passé.
Préparer de même la *crème de lentilles*, etc.

92. **Potage purée de pois** (*à partir de 5 ans*). — 1/2 litre de pois cassés. Laver. Mouiller avec 1/2 litre d'eau, 1/2 litre de consommé, une carotte. Faire cuire 1 heure 1/2. Passer à l'étamine. Ajouter beurre et croûtons.

93. **Potage purée de haricots blancs** (*à partir de 5 ans*). — Mettez cuire à l'eau froide 1/2 litre de haricots. Au bout de 3 heures, passez-les; remettez sur le feu avec beurre, sel, et laissez cuire un moment; servez chaud sur croûtons.

94. **Potage purée de lentilles** (*à partir de 5 ans*). — Même méthode que pour le précédent.

VII. — Potages de régimes

95. **Bouillon de légumes** (*du Dr Méry*). — Pour 1 litre d'eau, mettre :

Carottes	65 gr.
Pommes de terre	65 —
Pois ou haricots secs	25 —
Navets	25 —

Faire bouillir les légumes 4 heures dans une marmite couverte; filtrer et compléter le litre avec de l'eau bouillie; saler avec 5 grammes de sel.

Recette (sans balance) du bouillon de légumes : pour 1 litre d'eau, une poignée de riz, une poignée de lentilles, une pomme de terre de la grosseur d'un poing d'adulte, une carotte, un poireau. Faire cuire 2 heures, passer et ajouter, au bouillon complété à un litre, 5 grammes de sel.

Le bouillon de légumes peut servir à préparer des *bouillies farineuses* (crème de riz, orge, avoine, tapioca, etc.) : délayer la farine dans le bouillon à froid, ajouter graduellement du bouillon chaud, et faire cuire 15 minutes environ.

Il s'emploie pour cuire les *pâtes de régimes*.

96. **Bouillon végétal** (*du Dr Comby*). — Blé, orge perlé, maïs concassé, haricots blancs secs, pois secs, lentilles : 1 cuillerée à soupe de chacun (ou 30 grammes). Faire bouillir 3 heures dans 3 litres d'eau, filtrer et ajouter 5 grammes de sel.

Le bouillon végétal sert à préparer des bouillies farineuses.

Les légumes décortiqués donnent un bouillon plus nutritif.

97. **Bouillon de riz** (*du Dr Variot*). — Pour 1 litre d'eau, 2 cuillerées à soupe de riz, faire bouillir 1 heure, filtrer sur une étamine et ajouter 4 grammes de sel.

On peut épaissir ce bouillon avec des pâtes.

Pour rendre ces potages plus agréables, on peut, sauf avis médical contraire, les additionner d'un peu de crème douce ou d'un jaune d'œuf.

III. — Le Pain, les Pâtes, les Farines

LE PAIN

Le *pain blanc* est un aliment de *valeur nutritive très élevée*, de teneur albuminoïde faible (7 p. 100), riche en hydrocarbones (52 à 55 p. 100), contenant 1 p. 100 de sels et 1/2 p. 100 de graisses.

La *croûte* est plus nutritive que la mie : 100 grammes de croûte équivalent au point de vue nutritif à 135 grammes de mie ; en outre, la croûte est *aseptisée*, la mie ne l'est pas.

Le pain apporte à l'enfant la chaux et les phosphates (1,21 de matières minérales dans la croûte ; 0,84 dans la mie). Le *pain chaud* est indigeste, le *pain grillé* est mieux toléré. Le *pain complet* (pain de Graham) s'assimile moins; il est utile aux enfants constipés. Le *pain de seigle* est d'une digestibilité difficile et défendu aux enfants.

Les *biscottes* sont des tranches de très bon pain séchées au four; les *grissini*, les *zwiebacks* sont des bâtonnets de pain transformés en croûte par la cuisson; pas trop durs, ils sont nutritifs et digestes.

Les *pains de luxe*, croissants, pains de Lausanne, pains viennois (gruau et lait), breakfasts, cakes sont permis sans abus aux enfants.

98. **Biscottes** (*Confection des*). — 250 grammes de farine, 60 grammes de beurre, 3 œufs, 10 grammes de levure, une pincée de sucre, une pincée de sel, et du lait.

Faites un levain avec le 1/4 de la farine et l'eau tiède nécessaire. Préparez la pâte avec le restant de la farine en procédant comme pour la pâte à brioche; faites-la lever, moulez-la sur le tour de forme allongée. Posez-la sur plaque, et faites-la lever encore 20 minutes; dorez-la avec du lait, cuisez-la à four chaud. Quand le pain est cuit, émincez-le en tranches transversales. Rangez ces tranches sur plaques. Faites-les griller à four vif des deux côtés.

99. **Panades**. — (Voir nos 73 à 77.)

LES PATES ALIMENTAIRES

Valeur alimentaire. Les pâtes alimentaires, faites de gruau et d'eau ou de gruau et d'œufs, sont des aliments très nutritifs et très digestibles.

Le macaroni (albumine: 9 p. 100; hydrates de carbones: 75 p. 100) a une valeur au moins égale à celle du pain.

Le vermicelle, la semoule, les pâtes d'Italie, le macaroni, les nouilles et nouillettes, coquilles, gnocchis, sphaghettis, les perles du Nizam, le tapioca, le sagou, les lazagnes, etc., sont d'excellents aliments pour les enfants.

Les pâtes alimentaires sont indiquées dans les entérites.

Préparations culinaires. — Les pâtes nécessitent : 1° une longue cuisson : 25 à 30 minutes; 2° beaucoup d'eau : 1 litre pour 100 grammes.

100. **Potages aux pâtes.** — (Voir n° 71.)

101. **Gâteaux aux pâtes.** — (Voir *soufflé au riz*, n° 388.)

102. **Préparation des pâtes à l'eau** (*à partir de 3 ans*). — Faire bouillir 1 litre d'eau salée à raison de 10 grammes par litre pour 100 grammes de pâtes; lorsqu'elle bout, y jeter les pâtes, laisser bouillir 20 minutes. Égoutter les pâtes, les sécher à l'entrée du four; ajouter 50 grammes de beurre frais, bien secouer le tout sans remettre au four et servir.

On peut faire bouillir les pâtes dans du *bouillon* de bœuf, de poulet, *de légumes* passé.

103. **Pâtes de régimes au bouillon de légumes.** — Mêmes manipulations que ci-dessus; au lieu de jeter les pâtes dans 1 litre d'eau bouillante, on les jette dans un 1 litre de bouillon de légumes que l'on prépare de la façon suivante :

Eau, 3 litres; carottes, 300 gr.; navets, 150 gr.; haricots secs, 15 gr.; pois, 15 gr.; poireau, 1.

Faire bouillir jusqu'à réduction d'un litre et saler s'il y a lieu.

104. **Préparation des pâtes au lait** (*à partir de 3 ans*). — Faire bouillir du lait salé, y plonger le macaroni brisé, donner un bouillon; couvrir la casserole, l'éloigner du feu et laisser pocher le macaroni 45 minutes jusqu'à ce qu'il soit gonflé à point, faire évaporer à l'entrée du four. Ajouter fromage râpé, beurre, muscade et servir.

On peut délayer un jaune d'œuf dans une tasse de lait chaud, ajouter un bon morceau de beurre et verser le tout sur le macaroni essoré et chaud (ou sur les pâtes alimentaires). Secouer et servir.

105. **Macaroni** (*et pâtes*) **à la béchamel** (*à partir de 3 ans*). — Verser sur le macaroni cuit une bonne béchamel, ou une sauce crème.

106. **Macaroni au jus** (*à partir de 3 ans*). — Blanchi à l'eau bouillante salée, égoutté et arrosé de jus de rôti dégraissé.

107. **Macaroni au gratin** (*à partir de 3 ans*). — Le macaroni cuit dans le bouillon et égoutté, mettez dans une tourtière un lit de fromage et de beurre, un lit de macaroni, et ainsi de suite par couches; finissez par un lit de mie de pain mêlée à autant de fromage râpé. Mettez gratiner à four doux.

108. **Macaroni au beurre** (*à partir de 3 ans*). — Même préparation; finir par le beurre.

109. **Macaroni au blanc de poule** (*à partir de 3 ans*). — Faire cuire le macaroni à l'eau salée, l'égoutter, verser dessus une béchamel et cuire doucement 10 minutes sans ébullition. Au moment de servir, y ajouter 2 jaunes d'œufs.

110. **Macaroni à la napolitaine** (*à partir de 3 ans*). — Verser sur le macaroni (cuit à l'eau bouillante salée, égoutté et additionné de fromage) une sauce tomate épaisse.

111. **Macaroni à l'italienne** (*à partir de 5 ans*). — Après cuisson à l'eau salée, faire sécher à l'entrée du four. Ajouter beurre frais et fromage râpé, mélanger et servir.

112. **Macaroni à la reine** (*à partir de 3 ans*). — Pilez les chairs blanches d'un poulet cuit refroidi; mêlez à ces chairs de la béchamel réduite. Tamisez. Ajoutez à la moitié de cette préparation 250 grammes de macaroni cuit, 150 grammes de beurre, 75 grammes de fromage râpé. Alternez les couches de macaroni avec la partie de purée de viande réservée. Mettez au four quelques minutes.

113. **Gnocchis à la semoule** (*à partir de 3 ans*). — 120 grammes de semoule, 1 litre de lait, un peu de sel. Faire bouillir le lait, y jeter la semoule en pluie, laisser bouillir 20 minutes et laisser refroidir. Couper cette pâte en dés, les passer dans un œuf battu et les poser sur une tôle beurrée et farinée, les enfourner quelques minutes pour les dorer.

114. **Gnocchis à l'italienne** (*à partir de 3 ans*). — Mettre dans une casserole 60 grammes de fromage râpé, 1/4 de beurre, une pincée de sel, muscade, 1/2 litre de lait. Mé-

langer et lors de l'ébullition faire tomber en pluie 1/2 livre de farine. Lorsque la pâte est devenue homogène, la retirer du feu et y ajouter successivement, en la travaillant toujours, 6 œufs. En faire alors des sortes de quenelles que l'on jette 10 minutes dans l'eau bouillante. Les égoutter, les poser sur un plat et les couvrir d'une bonne sauce béchamel ou de beurre fondu.

LES FARINES

Les farines sont des aliments de *valeur nutritive*, *digestive* et *antiseptique* des plus précieux pour les enfants sains ou convalescents. Leur valeur nutritive est en moyenne 5 fois plus grande que celle du lait. Leur valeur digestive et antiseptique est démontrée par leurs heureux effets dans le traitement de la convalescence des gastro-entérites de la première enfance et des entérites de la seconde et de la troisième enfance, de l'entéro-colite muco-membraneuse en particulier.

I. — Emploi des farines chez les nourrissons

1° *Emploi habituel.* — Jusqu'à 10 mois le lait doit être la seule nourriture de l'enfant.

De 10 à 12 mois : Une bouillie de 150 à 175 grammes de lait et 10 à 15 grammes de farine, et 5 tétées de 200 grammes.

De 12 à 15 mois : 2 bouillies de 175 à 200 grammes de lait et 20 grammes de farine, et 3 tétées de 175 à 200 grammes.

De 15 à 18 mois : 1 bouillie le matin et 1 à 4 heures.

2° *Emploi précoce.* — Chez les enfants *forts, gras*, on peut adopter les règles suivantes :

Très faibles quantités de farine du 7e au 9e mois ;

Faibles quantités de farine du 9e au 10e mois.

L'examen des selles et de la courbe des poids servira de contrôle pour la continuation ou la cessation de l'emploi précoce des farines.

CHOIX DES FARINES

Les farines les plus fines et les plus digestives sont les farines de *riz*, de fécule de *pommes de terre*, l'*arrow-root* et les *farines lactées* ; ces farines doivent être employées *avant le sevrage* (15e mois).

Les farines de *céréales* (froment, orge, avoine, etc.) sont les *farines du sevrage* et de la fin de la seconde année.

Les farines de *légumineuses* (lentilles, haricots, pois, fèves), de digestibilité moindre, ne doivent être employées qu'*après la deuxième année.*

115. **Préparation d'une bouillie au lait.** — Dans une casserole d'une contenance de 300 à 400 grammes (en argent, en nickel ou en aluminite) versez un verre de lait et chauffez. Prenez une cuillerée à café (ou à entremets, ou à soupe suivant l'âge) de la farine choisie, et délayez-la dans un peu d'eau bouillie froide, de façon à éviter les grumeaux. Puis, au moment où le lait commence à bouillir, jetez-y la pâte farineuse en remuant le tout pendant une dizaine de minutes. Vous pouvez ajouter 1/2 morceau de sucre cassé, ou une pincée de sel, ou une cuillerée à café de poudre de cacao, ou un peu de beurre.

Ne pas donner tous les jours la même bouillie. Après la prise de la bouillie, il faut attendre *4 heures* avant de donner la tétée.

Les bouillies peuvent se préparer *à l'eau, aux bouillons de viandes, aux bouillons de légumes, aux décoctions de céréales ou de légumineuses, au babeurre.*

On peut y ajouter des *jaunes d'œufs* ou des *œufs* entiers.

BOUILLIES DIVERSES

116. **Bouillie de froment.** — La bouillie à la fromentine convient aux enfants maigres ou rachitiques.

117. **Bouillie d'orge.** — Les bouillies faites avec de l'orge sont laxatives.

118. **Bouillie à l'orge pour les enfants constipés.** — Moudre une cuillère à thé d'orge perlé dans un moulin à café ; faire bouillir 1/4 d'heure dans 100 grammes d'eau et ajouter du sel ; filtrer et ajouter partie égale de lait de vache bouillant ; sucrer.

119. **Bouillie d'avoine.** — La farine d'avoine d'Écosse est une farine nutritive à cause des sels minéraux, du fer et

de la graisse qu'elle contient; elle doit être réservée aux enfants âgés de plus de 20 mois. Elle exige une cuisson d'environ 25 minutes.

120. **Bouillie de maïs, de châtaignes.** — Les bouillies préparées à la farine de *châtaigne* ou de *maïs* exigent deux cuillerées à café de farine; elles peuvent être données à partir de 20 mois.

121. **Bouillie de banane.** — La farine de banane a souvent une saveur peu agréable, parfois astringente, qui tient à une acidité végétale élevée; elle est très nutritive.

122. **Bouillies aux pâtes** (semoules, tapioca, etc.). — La semoule et le tapioca n'ont pas besoin d'être préalablement délayés à froid; on les jette directement dans le lait bouillant. La *farine de riz* convient en cas de diarrhée.

FARINES COMPOSÉES

Les farines composées sont : le racahout, la phosphatine, les farines lactées stérilisées.

123. **Bouillie à la farine lactée.** — On délaie une cuillerée à soupe de farine dans 5 d'eau froide, on fait cuire quelques minutes; on sucre à volonté.

124. **Bouillie à la phosphatine.** — Bouillie au lait : 5 minutes. Inutile de sucrer.

125. **Bouillie au racahout.** — Bouillie au lait : ne pas sucrer; la donner *tiède*, de préférence le matin. Convient en cas de diarrhée.

BOUILLIES DE RÉGIMES

126. **Bouillies au bouillon de légumes.** — (Voir n° 95.)

127. **Bouillies aux décoctions de céréales ou de légumineuses.** — (Voir n° 96.)

128. **Bouillies au babeurre.** — (Voir n° 499.)

129. **Bouillies maltées ou diastasées.** — Elles sont utilisées en cas de troubles digestifs dus à l'abus du lait, dans la convalescence des gastro-entérites aiguës. (Voir n° 130.)

130. **Préparation de la bouillie diastasée.** — *a.* Mélanger 300 grammes de lait et 600 grammes d'eau, ajouter 80 grammes de crème de riz; faire cuire 1/2 heure pour avoir une bouillie épaisse.

b. Faire infuser pendant 1/2 heure avec 100 grammes d'eau *à 60°* 20 grammes de malt finement pulvérisé; passer sur un linge.

c. Réchauffer la bouillie à 80° et ajouter l'infusion de malt en agitant 10 minutes. Ajouter ensuite 50 grammes de sucre ordinaire.

La préparation demande environ 1 heure 1/2; la bouillie doit être confectionnée deux fois par jour.

131. **Bouillie diastasée.** (*Procédé rapide.*) — Préparer une bouillie ordinaire; la faire légèrement refroidir et y verser une cuillère à café de sirop d'amylodiastase Thépenier.

Même procédé pour les *potages diastasés.*

132. **Potages diastasés.** — (Voir n° 72.)

II. — Emploi des farines chez les enfants

1° Aux enfants âgés de plus de deux ans, on peut donner une bouillie : le matin et à quatre heures.

2° Pendant la 4° et la 5e année, la bouillie peut constituer le repas du matin.

IV. — Les Condiments et les Sauces

LES CONDIMENTS

I. — Condiments aliments

I. LE SUCRE. — Le *sucre* est l'aliment énergétique par excellence : c'est l'unique condiment permis aux enfants jusqu'au sevrage.

Le *miel* de bonne qualité est laxatif et permis aux grands enfants en petites quantités.

II. LE SEL. — Dans la seconde et la troisième enfance, la règle doit être : *plus de sel que de sucre;* la plupart des aliments et surtout les féculents sont plus digestibles cuits au sel. Le sel est un *aliment d'épargne :* il provoque la sécrétion d'un suc gastrique plus actif, et a surtout pour but de présider aux échanges nutritifs.

III. LE BEURRE. — *Valeur alimentaire. Digestibilité.* La teneur absolue en matière grasse d'un beurre bien travaillé et frais ne doit pas descendre au-dessous de 85 p. 100.

Le beurre est un *bon combustible alimentaire :* 100 grammes de beurre (à 85 p. 100 de graisse pure et 3 p. 100 d'albumine) valent huit fois plus que 100 grammes de viande de bœuf maigre.

Le beurre est *l'un des corps gras les plus digestibles.* Les graisses sont d'autant mieux tolérées qu'elles sont mieux émulsionnées et que leur point de fusion est plus bas ; à ce titre, la crème de lait est préférable au beurre, le beurre cru au beurre cuit, le beurre à la graisse de porc, celle-ci à la graisse de bœuf ou de mouton.

Choix du beurre. Le beurre de bonne qualité ne doit être ni mou ni grumeleux, ni cassant. Toute la masse doit avoir une teinte homogène, son odeur être aromatique et sa saveur rappeler celle de la noisette fraîche. Le *beurre rance* est irritant, indigeste et nuisible.

Le beurre doit être *pasteurisé* pour éviter la transmission des germes infectieux.

IV. LA CRÈME DE LAIT. — La *crème de lait* est un aliment très riche en beurre et très pauvre en caséine.

La crème de lait est employée à la confection des préparations culinaires (potages, légumes, desserts, crèmes). C'est un aliment intermédiaire entre le lait et le beurre et qu'il faut toujours utiliser *très frais.*

II. — Condiments aromatiques

Sont permis à *petites doses :*
Vanille et *cannelle : 2e* et *3e enfances.*
Cerfeuil, persil, muscade : 3e enfance.

III. — Condiments acides

Sont permis :
Citron frais (jus de) : *2e* et *3e enfances.*
Vinaigre (de vin) *bouilli*, inférieur au citron : *3e enfance* (à petites doses).

Les *champignons* comestibles sont des *condiments*, qui ne doivent être utilisés à la rigueur que pour le goût et l'odeur qu'ils communiquent aux préparations culinaires.

L'*ail* et les *oignons* sont des *aliments-condiments âcres* riches en hydrates de carbone (32 p. 100), tolérés *sous réserves* chez les très grands enfants; la *ciboule* et la *ciboulette* sont *moins âcres.*

LES SAUCES

Les *sauces* sont des mélanges de graisses et d'hydrocarbones qui s'associent parfaitement aux viandes et en font des manières d'aliments complets; elles augmentent la valeur nutritive des légumes; elles sont d'un *emploi rationnel.*

133. Sauce béchamel (*à partir de 3 ans*). — 30 grammes de beurre, 1 cuillerée de farine, 1/4 de litre de lait, sel.

Faire fondre le beurre, y incorporer la farine en tournant toujours, puis peu à peu le lait froid et le sel. On obtient ainsi une sauce de consistance moyenne.

134. Sauce béchamel de régime (*à partir de 2 ans*). — Délayer une demi-cuillerée d'arrow-root, une pincée de sel dans 4 décilitres de lait froid. Faire bouillir en remuant pendant 10 minutes. Au moment de servir, ajouter 15 à 20 grammes de beurre très frais. Tamiser.

On peut ajouter à cette sauce 1 cuillerée de sauce tomate. Pour accompagner les poissons grillés ou cuits au court-bouillon.

135. **Sauce à la crème** (*à partir de 3 ans*). — Délayez une cuillerée de farine dans du beurre; lorsque le mélange est bien fait, ajoutez de la crème fraîche et salez. Opérez le mélange au bain-marie.

136. **Sauce blanche au lait** (*à partir de 3 ans*). — 1 cuillerée de farine, 1/4 de litre de lait, 30 grammes de beurre frais, sel.

Mettre le lait au feu, après en avoir réservé une partie, et le faire bouillir. Délayer la farine avec le lait froid et ajouter ce mélange au lait bouillant; remuer jusqu'à ce que l'ébullition ait repris; laisser cuire 15 minutes. Au moment de servir, ajouter le beurre et le sel.

137. **Sauce blanche à l'eau** (*à partir de 3 ans*). — Délayez un morceau de beurre avec une cuillerée de farine; mouillez avec de l'eau chaude, ajoutez sel. Lorsque la sauce est assez épaisse, ajoutez un jaune d'œuf délayé dans du jus de citron.

138. **Sauce hollandaise** (*à partir de 5 ans*). — Délayez au *bain-marie* 125 grammes de beurre frais, 3 jaunes d'œufs, 1 pincée de sel et de muscade râpée; ajoutez à ce mélange 1/4 de verre d'eau et le jus d'un citron. Remuez sans cesse jusqu'à consistance voulue.

139. **Sauce mousseline** (*à partir de 5 ans*). — Sauce hollandaise finie: au moment de servir, ajouter 1/3 de son volume de crème fouettée ferme.

140. **Sauce mousseline de régime** (*à partir de 3 ans*). — Mettre dans une casserole à bords élevés 2 jaunes d'œufs, une pincée de sel fin et 1 décilitre de bouillon. Fouetter au bain-marie. Lorsque le mélange est bien mousseux, servir de suite.

141. **Sauce au citron** (*à partir de 5 ans*). — 50 grammes de beurre frais, 1 citron. Travailler le beurre jusqu'à ce

qu'il soit réduit en crème ; ajouter peu à peu, en tournant toujours, le jus d'un citron et un peu de sel.

142. **Sauce maître d'hôtel** (*à partir de 5 ans*). — Mettez dans un plat un morceau de beurre, sel, persil haché ; ne laissez pas bouillir. Ajoutez jus de citron.

143. **Sauce à la tomate** (*à partir de 5 ans*). — Retirez les graines de 6 tomates que vous partagez par quartiers, ajoutez 1/2 verre d'eau, une pincée de sel et 1 cuillerée de sucre. Faites cuire 45 minutes. Passez au tamis et faites réduire la purée en y incorporant hors du feu 20 grammes de beurre très frais.

V. - Les Viandes

L'ALIMENTATION CARNÉE CHEZ LES ENFANTS

En règle générale, il faut attendre que les enfants aient *au moins 2 ans* pour leur permettre de manger de la viande; jusqu'à 3 ans, l'enfant doit être surtout végétarien.

L'alimentation carnée précoce produit des accidents d'un autre âge (gravelle urique, lithiase biliaire).

L'usage de la viande *chez les nourrissons* détermine : douleurs gastriques, vomissements incessants, constipation, fièvre, convulsions.

De 3 à 7 ans, la viande fait partie du régime des enfants, mais à un seul repas, celui de midi.

De 7 à 14 ans, la viande peut être autorisée aux repas de midi et du soir.

Les cervelles et ris, poissons et viandes blanches doivent être donnés *une fois par jour*, d'abord tous les 2 ou 3 jours, puis tous les jours ; poulet, poissons, cervelles, ris, agneau, mouton, pigeon conviennent particulièrement à la *seconde enfance;* le bœuf, le porc, le veau, le gibier (par exception), conviennent à la *troisième enfance*.

Les *préparations culinaires* des viandes doivent comprendre une série de recettes permettant de donner aux enfants ces aliments *triturés à l'avance* (bouchées, croquettes, beignets, soufflés, etc.).

Les viandes données aux enfants seront de préférence *rôties* ou *grillées*; les *viandes braisées*, ou cuites à feu très lent et très doux dans la vapeur d'eau, seront réservées aux grands enfants.

LES VIANDES DE BOUCHERIE

I. — Viande d'agneau

Valeur alimentaire. La viande d'agneau de lait (décembre à août) est la première à employer pour les enfants (après la cervelle et les ris de veau); elle est d'une *facile digestion*.

Les *morceaux de choix* sont : les *ris d'agneau*, qui ont les mêmes qualités que les ris de veau; le *baron* qui se compose des deux *gigots* réunis et du *râble*; les *côtelettes*, la *selle* et l'*épaule*.

144. **Agneau à la crème** (*à partir de 5 ans*). — Même préparation que pour le *poulet à la crème*. (Voir n° 254.)

145. **Gigot d'agneau rôti** (*à partir de 5 ans*). — Le rôtir au four ou à la broche en l'arrosant toutes les 10 minutes; avant de servir le jus, le bien dégraisser. Cuisson : 12 minutes par livre.

146. **Selle d'agneau rôtie** (*à partir de 5 ans*). — La parer et la faire cuire au four ou à la broche. Arroser avec le jus de la cuisson. Bien dégraisser avant de servir.

147. **Côtelette d'agneau** (*à partir de 5 ans*). — Même préparation que pour la côtelette de mouton. (Voir n° 157.)

148. **Blanquette d'agneau** (*à partir de 5 ans*). — (Voir *blanquette de veau*, n° 196.)

149. **Ris d'agneau frits** (*à partir de 7 ans*). — Passez les ris d'agneau (parés et blanchis) dans une pâte à friture; faites-les frire de belle couleur et servez-les avec citron ou sauce tomate.

II. — Viande de mouton

Valeur alimentaire. La viande de mouton est en général plus grasse que la viande de bœuf (albuminoïdes, 17 p. 100; graisses, 6 p. 100); elle est moins bonne au printemps.

La *cervelle,* le *gigot*, la *selle* qui comprend les deux *filets*, le *carré de côtelettes* (côtelettes premières), l'*épaule* sont les meilleurs morceaux à donner aux enfants ; le *rognon* n'est permis qu'aux grands enfants. Parmi les viandes, c'est celle du mouton qui convient le mieux aux enfants arthritiques.

Cervelle de mouton. — Poids : 100 grammes environ. Se prépare comme celle du veau. (Voir nos 175 à 181.)

150. **Cervelle de mouton au beurre** (*à partir de 3 ans*).

151. **Cervelle de mouton à la béchamel** (*à partir de 3 ans*).

152. **Cervelle de mouton à la maître d'hôtel** (*à partir de 5 ans*).

153. **Cervelle de mouton à la sauce tomate** (*à partir de 5 ans*).

154. **Beignets de cervelle de mouton** (*à partir de 7 ans*).

155. **Soufflé de cervelle de mouton** (*à partir de 5 ans*).

156. **Coquilles de cervelle de mouton** (*à partir de 5 ans*). — Faites cuire au court-bouillon une cervelle de mouton ; taillez-la en escalopes que vous placerez dans une coquille Saint-Jacques; recouvrez d'une sauce allemande, de chapelure et arrosez de beurre fondu.

La sauce allemande consiste en une sauce blanche faite avec du bouillon et liée avec des jaunes d'œufs.

157. **Côtelette de mouton sur le gril** (*à partir de 5 ans*). — Mettre cuire 8 à 10 minutes sur le gril, à feu vif. — On peut servir les côtelettes sur purée de pommes de terre, de chicorée, de haricots blancs ou verts, petits pois ou pointes d'asperges.

158. — **Côtelette de mouton hachée grillée** (*à partir de 5 ans*). — Détacher la noix, la hacher finement, ajouter une pincée de sel. Reformer la noix, la replacer dans la côtelette. Faire griller. Servir au naturel ou avec garniture de légumes.

159. **Côtelette de mouton à la poêle** (*à partir de 7 ans*). — Mettre cuire à feu vif dans une poêle avec un peu de beurre et de sel.

160. **Gigot bouilli à l'anglaise** (*à partir de 5 ans*). — Faire désosser un gigot tout en conservant le manche, l'envelopper d'une couche de farine, rouler dans un linge, le ficeler et le placer dans l'eau bouillante avec sel, carottes, navets et oignons; après deux heures de cuisson, développer et servir.

161. **Gigot de mouton rôti** (*à partir de 5 ans*). — Même préparation que pour le gigot d'agneau rôti. (Cuisson : 20 minutes au kilogr.)

La *selle* et l'*épaule* de mouton (*à partir de 5 ans*) se font rôtir comme le gigot.

162. **Gigot de mouton braisé** (*à partir de 7 ans*). — Désossez le gigot à l'exception de l'os du manche. Foncez une braisière avec carottes, oignons; assaisonnez. Mettez le gigot, mouillez-le avec du bouillon; fermez, et laissez cuire doucement 5 heures. Passez et dégraissez le jus avant de servir.

Même préparation pour l'*épaule de mouton* braisée.

Tous les braisés de viande, avant d'être empotés, doivent être rissolés au four quelques minutes; et les pièces être assez volumineuses.

163. **Regnon de mouton** (*à partir de 7 ans*). — Même préparation que pour les regnons de veau. (Voir n° 197.)

III. — Viande de bœuf

Valeur alimentaire. La viande de bœuf convient surtout à la *troisième* enfance; elle renferme en moyenne le *cinquième* de son poids à l'état frais d'albumines diverses; la teneur en graisses varie de 2 à 29 p. 100; les matières minérales constituent 1 à 2 p. 100 de la chair fraîche.

Le *filet* et le *faux filet* sont les meilleurs morceaux.

La *première qualité* est représentée par les muscles des régions supérieures et postérieures de l'animal, savoir :

Régions lombaires : entrecôte, aloyau (filet, faux filet) ;
Régions fessières : culotte (romsteck, bifteck, rosbif), gîte à la noix ;
Régions ischio-tibiales : tranche.

La viande a une valeur alimentaire inférieure à celle du pain, du riz, des lentilles, des pâtes alimentaires.

Préparations culinaires. La viande de bœuf *bouillie* est très indigeste, d'une assimilation médiocre.

La viande *rôtie* est plus savoureuse, et, à poids égal, plus riche en principes nutritifs.

164. **Filet de bœuf rôti** (*à partir de 5 ans*). — Parer et dénerver un morceau de filet de bœuf. Badigeonner d'une légère couche de beurre, et cuire à la broche à feu vif. (20 minutes au kilogr.) Saler. Servir avec le jus de cuisson bien dégraissé.

165. **Contre-filet et faux filet rôti** (*à partir de 7 ans*). — Même méthode et même temps de cuisson.

166. **Filet de bœuf grillé** (*à partir de 5 ans*). — Coupez le filet, paré, en tranches de 2 centimètres d'épaisseur; mettez-les sur le gril à feu vif; ne retournez qu'une fois afin de ne pas perdre le jus. Aussitôt que le sang filtre par-dessus, salez et servez.

Le filet grillé peut se servir avec une sauce tomate.

Même préparation pour l'*entrecôte grillée* (*à partir de 7 ans*).

167. **Filet de bœuf au jus** (*à partir de 7 ans*). — Aplatir une tranche de filet, la saupoudrer légèrement de sel, la rouler et la ficeler, la faire cuire à feu lent avec beurre et un peu de bouillon. Servir avec citron.

On peut servir entouré de fonds d'artichauts, de carottes nouvelles, de petits pois, de laitues braisées, etc.

168. **Biftecks** (*à partir de 5 ans*). — Couper des tranches de viande et les battre fortement, de manière à ce que la viande soit brisée, en rapprocher les chairs; les cuire à la poêle ou sur le gril, à feu vif, 10 minutes; servir avec beurre et quelques gouttes de citron.

169. **Bifteck vénitien** (*à partir de 7 ans*). — Mélanger 125 grammes de bœuf haché ou mieux de pulpe, 25 grammes de moelle et sel.

Former des sortes de croquettes plates et les griller comme les biftecks ordinaires.

170. **Bifteck au pain** (*à partir de 7 ans*). — Ajouter au mélange indiqué pour le bifteck vénitien 2 ou 3 cuillerées de pain émietté un peu cuit avec 10 grammes de beurre et 2 cuillerées d'eau.

171. **Côtelette de bœuf en poudre** (*à partir de 7 ans*). — Même préparation que pour le bifteck vénitien (avec ou sans moelle); seulement elle prend la forme d'une côtelette.

On peut la passer à la poêle dans du beurre fondu.

172. **Croquettes de viande** (*à partir de 7 ans*). — Mélanger en les travaillant de la viande cuite hachée, des pommes de terre bouillies et passées, 2 ou 3 œufs et du sel. De cette pâte former des boulettes et les jeter dans la friture bouillante, ou les ranger sur une tôle beurrée et les mettre au four.

173. **Purée de viande** (bœuf ou veau). — Faire rôtir légèrement 125 grammes de filet (bœuf ou veau), hacher très fin et passer au tamis de fil de fer fin. Porter au bain-marie avec beurre, bouillon, jaune d'œuf; chauffer jusqu'à 70° en agitant sans cesse.

174. **Bœuf braisé** (*à partir de 7 ans*). — Prendre un morceau de tranche; foncer une casserole avec oignons et carottes émincés, poser la viande dessus, assaisonner de sel, mouiller avec un peu de bouillon, fermer et cuire à feu lent 4 heures; passer et dégraisser le jus avant de servir.

IV. — Viande de veau

Valeur alimentaire. La viande de veau est *peu nutritive* (veau gras: albuminoïdes 19 p. 100; graisses 7, 5 p. 100), moins digestible que la viande de bœuf; elle n'est que « la moitié d'une viande ».

La *première qualité* est représentée par les *carrés*, *longes* et *rognons*, *cuissots;* la *noix* fait partie du *cuissot* qui comprend la *rouelle* et le *quasi* (*escalope*, *fricandeau*).

Les *ris de veau* et la *cervelle* sont de facile digestion et permis après le sevrage. La cervelle est riche en lécithines et contient des sels minéraux (phosphate de potasse, sel marin). Le ris de veau est composé d'albuminoïdes assimilables et d'un peu de graisses phosphorées ou non. Le *foie de veau*, la *poitrine* et les *rognons* sont nutritifs, mais de digestibilité relative; ils ne conviennent qu'aux grands enfants sains.

La viande de veau est plus tendre et plus savoureuse de *mai à octobre*. *Riche en nucléines et toxines*, elle est interdite aux enfants arthritiques, eczémateux, albuminuriques.

175. **Cervelle de veau au beurre** (*à partir de 3 ans*). — Faire cuire la cervelle dans un court-bouillon, la servir très chaud en disposant quelques morceaux de beurre frais à sa surface.

Même préparation pour les ris. On peut servir cervelle et ris *avec sauce citron*.

176. **Cervelle de veau à la béchamel** (*à partir de 3 ans*). — Faire cuire la cervelle et la servir avec une béchamel.

177. **Cervelle de veau à la maître d'hôtel** (*à partir de 5 ans*). — Mettez dégorger la cervelle 2 heures à l'eau froide, enlevez la peau et les filets sanguins qui l'entourent; faites cuire 18 minutes à l'eau bouillante salée et additionnée de jus de citron; laissez bien égoutter. Servez avec une sauce maître d'hôtel.

178. **Cervelle de veau à la sauce tomate** (*à partir de 5 ans*). — Faire cuire la cervelle et la servir avec sauce tomate.

179. **Bouchées Monselet**. — (Voir n° 206.)

180. **Beignets de cervelle** (*à partir de 7 ans*). — Couper les cervelles, cuites, en tranches; les passer dans une pâte à frire et les jeter dans la friture bouillante.

181. **Soufflé de cervelle** (*à partir de 5 ans*). — Écraser la cervelle bouillie, la mélanger avec une béchamel, 2 jaunes d'œufs, les blancs battus en neige, et du sel. Verser le tout dans un moule beurré, enfourner quelques minutes.

182. **Ris de veau au beurre** (*à partir de 3 ans*). — Même préparation que pour la cervelle de veau au beurre. (Voir n° 175.)

183. **Ris de veau à la poulette** (*à partir de 5 ans*). — Faire blanchir le ris, le mettre cuire dans 3 décilitres de bouillon léger. Faire égoutter et conserver à l'entrée du four. Faire réduire la cuisson, la lier de 3 jaunes d'œufs, opérer au bain-marie. Ajouter hors du feu 20 gr. de beurre frais. Verser cette sauce sur le ris.

184. **Ris de veau aux épinards** (*à partir de 5 ans*). — Cuire le ris au bouillon et le servir en tranches sur une purée d'épinards.

185. **Ris de veau grillé** (*à partir de 5 ans*). — Le ris étant dégorgé et blanchi, l'assaisonner de sel et le cuire sur le gril à feu modéré. Servir avec légumes frais ou purée de légumes.

186. **Ris de veau en beignets** (*à partir de 7 ans*). — Trempez des tranches de ris de veau (blanchi) dans une pâte à beignets, et faites frire de belle couleur.

187. **Croquettes de ris de veau** (*à partir de 7 ans*). — Coupez par petits morceaux les ris, déjà blanchis; faites une béchamel dans laquelle vous mettez la viande et laissez refroidir ; donnez-lui la forme de croquettes longues ; roulez-les dans des blancs d'œufs battus, farinez, et jetez dans la friture chaude.

188. **Côtelette de veau grillée** (*à partir de 5 ans*). — Tremper la côtelette dans du beurre et la griller à feu modéré. Servir avec purée de chicorée ou de pommes de terre.

189. **Côtelette de veau en poudre** (*à partir de 7 ans*). — Même préparation que pour la côtelette de bœuf en poudre. (Voir n° 171.)

190. **Carré de veau rôti** (*à partir de 5 ans*). — Parez le carré de veau et enduisez-le de beurre; faites-le cuire à la

broche ou au four, à raison de 20 minutes par 500 grammes, à feu ou à four modéré; servez avec épinards.

191. **Selle de veau à la chicorée** (*à partir de 5 ans*). — Placez la selle de veau dans un plat à rôtir, salez et arrosez-la de 60 à 80 grammes de beurre fondu. Faites cuire à four modéré : 20 minutes de cuisson par livre; arrosez souvent avec le jus de rôti. Dégraissez et passez le jus; servez très chaud la selle arrosée avec la moitié de ce jus, l'autre moitié mélangée à la chicorée cuite.

192. **Escalope de veau** (*à partir de 5 ans*). — Tremper les tranches dans du beurre, saupoudrer de sel, placer sur le gril 5 minutes. Servir avec haricots verts, épinards, petits pois, chicorée, pommes de terre, etc.

193. **Escalopes de veau haché** (*à partir de 5 ans*). — Mêler à du veau haché très fin 2 cuillerées de mie de pain (ou biscottes), 1 cuillerée de maigre de jambon râpé, 2 œufs, sel; en former des escalopes, les paner et les jeter dans du beurre (ou les poser sur une grille ou une plaque beurrée). Servir avec *petits pois*, *épinards*, etc.

194. **Quenelles de veau** (*à partir de 5 ans*). — Hacher très fin 250 grammes de noix de veau, les mélanger à 150 grammes de panade (pain bouilli au lait), à 100 grammes de beurre frais, à 3 jaunes d'œufs, à quelques cuillerées de crème double; ajouter sel, muscade. Faire bouillir 2 litres de bouillon léger, y jeter les quenelles et les y laisser 8 à 10 minutes.

195. **Soufflé de veau** (*à partir de 5 ans*). — Même préparation que pour le *soufflé de volaille*. (Voir n° 263.)

196. **Blanquette de veau** (*à partir de 7 ans*). — Jetez sur le veau de l'eau bouillante et salée; faites égoutter. Délayez farine, beurre, ajoutez eau tiède, oignons, viande. Faites cuire lentement 2 heures. Ajoutez liaison œuf et crème au moment de servir.

Même préparation pour la *blanquette d'agneau* et de *poulet*.

197. **Rognon de veau sauté** (*à partir de 7 ans*). — 1 rognon, enlever la peau et le gras, le couper en petites tranches. Mettre un peu de beurre dans une poêle, le fondre, y jeter le rognon, faire sauter à feu vif 4 minutes, avec sel, une petite pincée de muscade, ajouter une pincée de farine, bouillon, laisser mijoter une minute et servir.

198. **Veau braisé** (*à partir de 7 ans*). — Faire revenir un quasi ou longe de veau; le placer dans une casserole avec oignons, sel, bouquet, carottes, mouiller avec du bouillon, fermer et faire cuire lentement pendant 4 heures.

199. **Rognon de veau grillé maître d'hôtel** (*à partir de 7 ans*). — Fendre le rognon sans le séparer complètement, le saupoudrer de mie de pain, l'embrocher, le badigeonner de beurre fondu, l'assaisonner de sel et le faire griller des deux côtés. Le servir avec sauce maître d'hôtel.

200. **Rognon de veau grillé** (*à partir de 7 ans*). — 1 rognon, enlever la peau, le fendre en deux sans le séparer complètement et l'enfiler dans une brochette de façon à ce qu'il reste ouvert et puisse bien se présenter au feu, le tremper dans du beurre ; le placer 5 minutes sur un feu vif, et servir avec beurre frais et tranche de citron.

201. **Foie de veau sauté** (*à partir de 10 ans*). — Couper le foie en tranches très minces ; sauter au beurre, saler, mouiller avec bouillon et jus de citron. Cuisson : 8 minutes.

V. — Viande de porc

Valeur alimentaire. La viande de porc par sa *teneur élevée en graisses* et la *texture compacte de ses fibres* est un *aliment de digestion pénible* qui réclame une *longue cuisson* et une *parfaite mastication*. Elle est *permise à la troisième enfance*.

Composition de la viande de porc maigre : albuminoïdes 20 p. 100 ; graisses 7 p. 100.

Les parties de digestion facile sont : la *cervelle*, le *maigre de jambon* peu salé. Sont *interdits* aux enfants : andouille, boudin, cervelas, saucisses, saucissons, foie de porc, tripes, pieds, pâtés de foie gras, galantine, hure, fromage de tête, etc. Le *jambon cru*, qui peut contenir des poisons actifs (toxines), est à rejeter du régime des enfants.

202. **Cervelle de porc.** — Préparations identiques à celles de la cervelle de veau. (Voir nos 175 à 181.)

203. **Porc rôti** (*à partir de 7 ans*). — Permis aux grands enfants : 1 fois par semaine. Cuisson : 45 minutes par livre.

204. **Jambon frais au naturel** (*à partir de 5 ans*). — Mettez un jambon dans une grande marmite avec assez d'eau pour qu'il baigne complètement; ajoutez un bouquet, oignons, carottes et laissez cuire à petits bouillons autant d'heures que le jambon pèse de livres. Enlevez de l'eau et laissez refroidir tout à fait avant de servir.

205. **Jambon aux épinards, à la chicorée, au macaroni** (*à partir de 5 ans*). — Prenez une tranche de jambon cuit et servez-la sur épinards, endives, laitues ou chicorée, ou macaronis, ou purées de pois, lentilles.

206. **Bouchées Monselet** (*à partir de 5 ans*). — Hacher 80 grammes de jambon cuit, ajouter sel, persil, 3 jaunes d'œufs, les blancs battus en demi-neige et 1/2 litre de lait. Beurrer largement 10 petits moules à bouchées, les remplir de la préparation et les mettre à four doux 20 minutes.

On peut remplacer le jambon par cervelle, ris de veau, blanc de volaille, etc.

207. **Soufflé de jambon** (*à partir de 5 ans*). — Pilez et passez au tamis 150 gr. de maigre de jambon. Ajoutez 1 décilitre de béchamel froide. Finissez avec 2 jaunes d'œufs et un blanc battu en neige. Faites cuire 12 minutes au four dans une timbale à soufflé.

208. **Quenelles de jambon** (*à partir de 5 ans*). — Procéder comme pour les quenelles de veau. (Voir n° 194.)

209. **Rognon de porc** (*à partir de 10 ans*). — Préparation du rognon de veau. (Voir n° 197.)

VIANDE CRUE

Valeur alimentaire. — La viande de boucherie *crue* est un excellent aliment qui se digère trois fois plus vite que la viande cuite et même que la viande rôtie saignante. C'est l'*aliment* par excellence des *tuberculeux*, des *chlorotiques*, des *débilités*, des *dyspeptiques*.

I. — PRÉPARATIONS A LA PULPE DE VIANDE CRUE.

Choix de la viande. Préparation de la pulpe. 1° Choisir de préférence de la viande de mouton ou de bœuf (ou de cheval);

2° Parer et dégraisser toute viande destinée à être mangée crue. Pour obtenir 100 grammes de viande passée au tamis, il faut compter 150 grammes de viande désossée (filet, contre-filet, tranche maigre);

3° Ne préparer la viande crue râpée et passée au tamis que fort peu de temps avant de la donner au malade. En été surtout, cette recommandation est importante.

Pour râper, avoir une petite plaque de marbre encastrée dans une planche de hêtre épaisse, à plan légèrement incliné.

Pour piler, avoir un petit mortier en marbre blanc et son pilon en bois dur.

Pour tamiser, avoir un tamis ordinaire en toile métallique, monté sur cercle de bois (ou en fer étamé), muni d'une clé pour pouvoir tendre la toile.

Pour doser, avoir une série de cassolettes en porcelaine de contenances graduées.

210. **Boulettes et pastilles de viande crue.** — Après avoir haché ou râpé la viande, la diviser en petites boules de 8 à 10 grammes que l'on roulera dans du maigre de jambon cuit, finement haché. Pour former les pastilles, aplatir légèrement les boulettes.

Les boulettes de viande crue (salée ou sucrée) s'administrent avec: potages divers qui doivent être *tièdes* de façon à ne pas coaguler l'albumine; purées (pois, lentilles, haricots, pommes de terre, épinards); œufs brouillés, confitures, gelées de fruits, marmelade de coings, cacao à l'eau, etc.

211. **Tapioca de Laborde.** — Mélanger la pulpe de viande à du tapioca tiède.

212. **Purée de Vidal.** — Préparer une purée de pois, de lentilles, de haricots blancs, lui mélanger la pulpe de viande crue.

213. **Soupe à la viande de Marfan.** — Dans 300 grammes d'eau mettre 20 à 25 grammes de pain rassis en tranches ou grillé. Ajouter 10 à 20 grammes de viande crue râpée, sel, faire cuire 1 heure, passer et administrer de suite sans filtrer; on peut ajouter un quart de jaune d'œuf.

Utilisée dans la *chloro-anémie des nourrissons*, âgés de plus de 15 mois.

214. **Conserve de Damas** (*à manger à la cuillère*).

Filet de bœuf pulpé	60	grammes.
Sel marin	1	—
Gelée de fruits	500	—

215. **Marmelade de viande** (*à manger à la cuillère*).

Viande crue rapée.	100	grammes.
Sucre pulvérisé	40	—
Vin de Banyuls	50	—
Teinture de cannelle	3	—

216. **Looch à la viande crue.**

Viande crue pulpée.	50	grammes.
Amandes douces mondées . .	15	—
Sucre blanc.	16	—
Amandes amères	1	—

Piler dans un mortier de marbre, ajouter la quantité d'eau nécessaire et faire une émulsion.

217. **Bifteck cru.** — 100 grammes de filet de bœuf, 1 gramme de sel, 1 jaune d'œuf, 1 cuillerée à café de crème de lait.

Découper finement la viande et la passer au tamis. Bien battre ensemble le jaune d'œuf, la crème; y ajouter la purée. Servir sous forme de tartines de pain.

218. **Sandwichs à la viande crue.** — Tartiner d'une couche de viande crue, passée au tamis fin, des tranches minces

de pain de mie (pain anglais). Réunir ces tranches deux à deux, les souder en appuyant et servir aussitôt. — Un sandwich de 10 centimètres carrés peut recevoir 30 grammes de viande.

On peut leur ajouter : jaunes d'œufs durs hachés, maigre de jambon cuit haché, gelée de groseilles, marmelade d'orange, etc.

219. **Tartelettes à la viande crue.** — Une tartelette en pâte sucrée ou sans sucre, ayant de 6 à 8 centimètres de diamètre et pesant de 15 à 25 grammes, peut recevoir de 30 à 50 grammes de viande crue hachée. Recouvrir d'une couche très serrée de gelée ou de marmelade de fruits divers.

220. **Éclairs à la viande crue.** — Avec de la pâte à choux, préparer des éclairs de petite dimension. Les faire cuire et, sitôt refroidis, les fendre sur un côté et les remplir d'une cuillerée de pulpe de viande additionnée de gelée de fruits.
Les éclairs peuvent contenir de 30 à 50 grammes de viande crue.

II. — POUDRE DE VIANDE

221. **Préparation domestique de la poudre de viande.** —
1° Râper la viande de mouton.

2° La mettre sécher au bain-marie dans un plat creux maintenu à la surface d'un vase rempli d'eau qu'on réchauffe.

3° Lorsque la viande est tout à fait sèche, la broyer au mortier, ou la passer plusieurs fois au moulin à café, en ayant soin de serrer progressivement la vis, de façon à obtenir une poudre très fine.

La poudre de viande obtenue se prend soit pure dans un bouillon dégraissé et peu salé, soit incorporée à des bouillies de divers ordres, à des purées de légumes claires, avec les diverses farines alimentaires.

La poudre de viande peut s'obtenir avec des viandes cuites rôties ou bouillies (veau, poulet) ; il suffit de les passer au pulpeur mécanique, après les avoir auparavant débarrassées de : graisse, aponévroses, vaisseaux, etc.

III. — SUC MUSCULAIRE

Le suc musculaire donne les *mêmes résultats* que la pulpe de viande.

222. **Préparation du suc musculaire.** — Pour le préparer, on prend de la viande de mouton ou de bœuf finement hachée ; on la fait macérer 3/4 d'heure dans un quart environ de son poids d'eau ; puis on soumet le tout à l'action d'une presse de ménage. On comprime aussi fortement que possible ; on obtient ainsi, pour 100 grammes de viande, environ 15 à 20 centimètres cubes de suc.

Très rapidement altérable, ce suc doit être pris aussitôt préparé. On le mêle à du bouillon ordinaire concentré ou à de la purée de lentilles. La quantité à donner est de 15 centimètres cubes par kilogramme du poids du malade.

LA VIANDE DE POISSONS

Valeur alimentaire. — Les *poissons maigres*, dont la teneur en graisse est inférieure à 2 p. 100, sont les meilleurs au point de vue de la digestibilité et sont les *seuls permis aux enfants*. Ce sont : le bar, la barbue, le brochet, la limande, le merlan, la perche, le rouget, la sole, la truite, le turbot.

La chair des poissons maigres est légèrement *inférieure* comme composition en albuminoïdes (18 p. 100) à celle de la chair des mammifères herbivores (21 p. 100) ; elle est moins nourrissante, mais *plus digestive*.

Les *poissons gras*, *huileux* ou à *chair compacte* sont impropres, à cause de leur indigestibilité, à l'alimentation des enfants.

Les *poissons de conserve* sont tous interdits.

Préparations culinaires. Le poisson doit toujours être choisi d'une *extrême fraîcheur :* on la reconnaît par les ouïes qui doivent être rosées, par l'œil qui doit être bombé et brillant, par le corps qui doit être ferme.

La viande de poisson se prépare *cuite au court-bouillon*, *frite*, *grillée*, au naturel ou accompagnée d'une sauce légère. Le *sel* et le *jus de citron* sont les condiments qui en augmentent la digestibilité. Il faut toujours avoir soin de *supprimer les œufs* et *les arêtes*.

Bar

Le bar est un poisson de mer à chair blanche, d'un goût délicat, ayant beaucoup de ressemblance avec la perche d'eau douce ; il est permis aux grands enfants.

223. **Petit bar grillé** (*à partir de 7 ans*). — Le faire griller 25 minutes et le servir avec une sauce maître d'hôtel.

224. **Bar au court-bouillon** (*à partir de 7 ans*). — Faire cuire le bar (ébarbé et écaillé) à l'eau salée (15 grammes par litre); faire partir en plein feu et laisser pocher 18 minutes.

225. **Bar au naturel** (*à partir de 7 ans*). — Écailler, vider, laver, essuyer. Arroser le bar de beurre fondu, le saupoudrer de sel et l'envelopper dans un papier beurré. Le griller à feu doux 25 minutes; développer et servir avec citron.

Barbue

La barbue petite ou moyenne a une chair aussi délicate mais moins ferme que celle du turbot.

226. **Préparations** (*à partir de 7 ans*). — Mêmes préparations que pour le turbot. (Voir nos 239, 245, 246, 247.)

Brochet

Les petits brochets d'eau courante (dos verdâtre, ventre argenté) ont la chair beaucoup plus délicate que les gros. Les œufs de brochet doivent être rejetés.

227. **Brochet au court-bouillon** (*à partir de 7 ans*). — Diviser le brochet, le mettre cuire dans l'eau salée à 15 grammes par litre. Faire partir en plein feu. Retirer au premier bouillon et laisser pocher 15 minutes.

228. **Côtelettes de brochet à la crème** (*à partir de 7 ans*). — Levez les filets d'un brochet; hachez-les finement avec un morceau de beurre fin, assaisonnez et incorporez quelques cuillerées de crème. Divisez le hachis en parties égales et formez-en de petites côtelettes, farinez-les et trempez-les

dans des œufs battus. Faites griller à feu vif, arrosez de beurre fondu; servez avec sauce à la crème.

Limande

Les meilleures limandes sont les petites, surtout au printemps. La limande se distingue de la sole en ce qu'elle est plus large et a sur ses nageoires des taches jaunes que la sole n'a pas. Sa chair est médiocre.

229. **Préparations de la limande.** — Mêmes préparations que pour la sole (*à partir des mêmes âges*).

Merlan

Les meilleurs merlans sont les merlans moyens de la Méditerranée et de l'Océan, de Berck (saison : octobre à février). Le merlan très frais a l'œil brillant et la robe argentée. Sa chair est médiocre mais digestible.

230. **Merlan bouilli au naturel** (*à partir de 1 ans*). — Mettre un merlan de 200 grammes avec 4 décilitres d'eau et 6 grammes de gros sel. Faire partir en plein feu et laisser pocher 10 minutes.

231. **Merlan grillé** (*à partir de 5 ans*). — Le laver, le ciseler sur le dos, le badigeonner de beurre décanté, le griller à feu vif, retirer la peau pour le servir.

232. **Merlan frit** (*à partir de 7 ans*). — Même préparation que pour la sole frite. (Voir n° 241.)

233. **Soufflé de merlan** (*à partir de 5 ans*). — Enlever les filets d'un merlan de 200 grammes. Faire un fumet avec les arêtes et la tête de la façon suivante : mettre dans une petite casserole un décilitre d'eau, une pincée de sel, un brin de thym, un fragment de feuille de laurier, une goutte de jus de citron ; y mettre l'arête et la tête et laisser bouillir 8 minutes. Passer à la mousseline. Faire cuire les filets 6 minutes au four sur une plaque beurrée; les laisser refroidir; les passer ensuite au tamis fin et ajouter aux

chairs tamisées une cuillerée de sauce blanche faite avec le fumet de cuisson et un jaune d'œuf. Mélanger, assaisonner et ajouter un blanc d'œuf battu très ferme. Faire cuire au four 12 minutes dans un moule de porcelaine beurré.

Perche

La seule et bonne perche est celle des eaux courantes ; on la reconnaît au vert doré de son dos et à ses nageoires rouges.

234. **Perche au naturel** (*à partir de 7 ans*). — Même procédé que pour le merlan bouilli au naturel. (Voir n° 230.)

235. **Perche frite** (*à partir de 7 ans*). — Préparation de la sole frite ; ne pas la tremper dans du lait.

Rouget

Le rouget de la Méditerranée (rouget-barbet), de couleur rosée, est préférable à celui de l'Océan ; sa chair, sans être exquise, est *ferme* et digestible.

236. **Rouget bouilli au naturel** (*à partir de 7 ans*). — Même procédé que pour le merlan. (Voir n° 230.)

237. **Rouget grillé** (*à partir de 7 ans*). — Même procédé que pour le merlan. (Voir n° 231.)

Sole

La sole doit toujours être choisie excessivement fraîche, car elle peut devenir dangereuse en raison des différents alcaloïdes vénéneux qui s'y développent très rapidement.

238. **Sole bouillie** (*à partir de 3 ans*). — Mettez dans une casserole plate une sole de 200 grammes, 3 décilitres d'eau, 1 décilitre de lait écrémé, 6 grammes de gros sel. Faites partir en plein feu. Laissez pocher 15 minutes.

239. **Filets de sole (et de barbue) grillés** (*à partir de 5 ans*). — Tremper les filets dans le beurre décanté, les griller à feu vif.

240. **Sole à l'anglaise** (*à partir de 5 ans*). — Préparez une belle sole et faites-la cuire 1/2 heure dans l'eau salée avec de petites pommes de terre. Servez-la entourée de celles-ci, et avec une sauce blanche au lait à part.

241. **Sole frite** (*à partir de 7 ans*). — Enlever la peau, vider, laver, essuyer; tremper dans du lait salé ou dans des œufs battus, fariner, jeter dans la friture bien chaude. Servir avec tranches de citron.

242. **Soufflé de sole** (*à partir de 5 ans*). — Même procédé que pour le soufflé de merlan. (Voir n° 233.)

Truite

La plus exquise des truites est la truite saumonée ; les petites truites de la Meuse et de la Seine sont appréciées (avril à juillet).

243. **Truite au court-bouillon** (*à partir de 7 ans*). — Faire cuire à l'eau salée et coupée d'un tiers de vin blanc, ajouter jus de citron. Durée de la cuisson : 25 minutes par livre.

244. **Truite grillée sauce maître d'hôtel** (*à partir de 7 ans*). — Faites griller les tranches de truite des deux côtés en les arrosant de beurre fondu. Servez avec sauce maître d'hôtel et pommes de terre cuites à l'anglaise.

Turbot

Le turbot blanc et épais est le meilleur et le seul permis. (Albuminoïdes 21 p. 100, graisses 2 p. 100.)

245. **Soufflé de turbot** (*à partir de 5 ans*). — Même méthode que pour le soufflé de merlan. (Voir n° 233.)

246. **Turbot (et barbue) bouilli** (*à partir de 7 ans*). — Même procédé que pour la sole bouillie. (Voir n° 238.)

247. **Coquilles de turbot** (*à partir de 7 ans*). — Mélanger de la sauce béchamel à des chairs de turbot tamisées. Placer dans des coquilles. Fromager et mettre au four 4 minutes.

LES REPTILES

Grenouille

Valeur alimentaire. La viande de grenouille se rapproche beaucoup de celle des oiseaux par sa teneur en albuminoïdes (8 p. 100), sa très petite quantité de graisse (0,5 p. 100) et par son goût.

Les *rainettes* ou *roussettes* qui vivent dans les prés doivent être rejetées.

248. **Grenouilles à la poulette** (*à partir de 5 ans*). — Faire dégorger 1 heure à l'eau froide des cuisses de grenouilles écorchées et préparées. Les faire sauter au beurre avec sel, saupoudrer de farine, mouiller de bouillon et au moment de servir lier avec jaune d'œuf.

249. **Grenouilles sautées au beurre** (*à partir de 5 ans*). — Les sauter au beurre et servir avec jus de citron.

250. **Grenouilles à la meunière** (*à partir de 7 ans*). — Sautez-les après les avoir assaisonnées et farinées ; arrosez-les de beurre noisette, jus de citron et persil haché.

251. **Cuisses de grenouilles frites** (*à partir de 7 ans*). — Nettoyez les grenouilles comme ci-dessus. Passez-les dans une pâte à frire, jetez-les dans la friture bouillante. Saupoudrez de sel et servez avec tranches de citron.

LA VIANDE D'ANIMAUX DE BASSE-COUR

I. — Oiseaux

Valeur alimentaire. Les viandes d'oiseaux sont *moins nutritives* que celles de boucherie, mais leur ténuité fibrillaire les rend *plus digestibles*.

Les *plus digestibles* sont *par ordre décroissant :* le poulet, de digestion facile ; la poule, le coq, le pigeon, le faisan, la pintade de digestion légèrement laborieuse ; le dindonneau, la poularde, le chapon de digestion laborieuse. — Il faut toujours rejeter la peau, pour servir.

POULET

La viande de poulet (albuminoïdes 23 p. 100 ; graisses 3 p. 100) est l'une des plus *digestibles* de toutes les viandes.

Le poulet jeune convient surtout *aux enfants âgés de plus de 3 ans;* avant cet âge, sa viande doit être finement hachée et administrée en très petites quantités.

252. **Poulet rôti** (*à partir de 3 ans*). — 1 jeune poulet tendre, vider, flamber, ficeler, beurrer et rôtir soit à la broche, soit au four. Durée de la cuisson d'un poulet moyen : 3/4 d'heure.

253. **Poulet grillé** (*à partir de 5 ans*). — Vider, flamber un jeune poulet. Le fendre sur le dos pour l'ouvrir. Retirer la majeure partie des os intérieurs; l'assaisonner de sel fin. Le badigeonner de beurre fondu. Le faire griller à feu modéré. Le servir avec garniture de légumes cuits au bouillon, ou avec sauce tomate.

254. **Poulet à la crème** (*à partir de 5 ans*). — Mettre le poulet découpé à l'eau froide; au moment de l'ébullition, la remplacer par une autre eau bien chaude, salée; faire cuire 1/2 heure. Égoutter le poulet. Avec la cuisson faire une sauce blanche et finir en y ajoutant de la crème bien fraîche; verser sur le poulet.

Même préparation pour l'*agneau à la crème*.

255. **Poulet au riz** (*à partir de 5 ans*). — Mettre dans une casserole, avec 8 décilitres de bouillon, 1 poulet moyen. A mi-cuisson, ajouter 200 grammes de riz blanchi. Laisser cuire lentement jusqu'à cuisson complète.

On peut remplacer le riz par : *carottes, laitues, petits pois, fonds d'artichauts, pointes d'asperges* préalablement blanchis.

256. **Poulet sauce tomate** (*à partir de 7 ans*). — Faire dorer dans du beurre 50 grammes de maigre de jambon coupé en petits dés et 1 jeune poulet découpé, saler, saupoudrer de farine, ajouter bouillon, 4 cuillerées de sauce tomate. Laisser cuire 35 minutes et servir.

257. **Poulet (Bouillon de)**. — (Voir, nos 57, 58, 59.)

PIGEONNEAU

Le pigeon de volière a une chair riche en principes azotés (22 p. 100) et pauvre en graisses (1 p. 100). Il convient aux enfants âgés d'*au moins 5 ans;* sa richesse en nucléines et en substances extractives le fait interdire aux enfants arthritiques, dyspeptiques ou convalescents.

Les vieux pigeons servent à la préparation d'un *bouillon* léger (voir n° 64).

258. **Pigeonneau rôti** (*à partir de 5 ans*). — Même méthode que pour le poulet rôti. Cuisson : 20 minutes.

259. **Pigeon au riz et aux légumes** (*à partir de 7 ans*). — Même méthode que pour le poulet.

260. **Pigeon (Bouillon de).** — (Voir n° 64).

PRÉPARATIONS DE VIANDES DE VOLAILLES HACHÉES

261. **Côtelettes de volaille à la crème** (*à partir de 5 ans*). — Hachez finement les chairs d'estomac d'un poulet; incorporez peu à peu quelques cuillerées de crème; ajoutez sel et muscade, travaillez le tout avec une cuillère de bois, divisez le hachis en parties de la grosseur d'un œuf et formez de petites côtelettes. Égalisez sur la table farinée, trempez-les dans des œufs battus. Faites griller à feu vif en arrosant de beurre fondu. Servez avec une sauce à la crème et avec garniture de petits pois à l'anglaise.

262. **Soufflé de poulet à la crème** (*à partir de 5 ans*). — A 200 grammes de poulet cru finement haché et passé au tamis ajoutez 200 grammes de beurre, 2 blancs d'œufs, 3 jaunes, assaisonnez avec sel et muscade; travaillez le mélange à la cuillère de bois. Incorporez-lui peu à peu 1/2 litre de crème fouettée. Versez dans un moule et cuisez au bain-marie pendant 25 minutes.

263. **Soufflé de volaille** (*à partir de 5 ans*). — Hacher finement du blanc de volaille; y ajouter quelques cuillerées de

béchamel, 3 jaunes d'œufs, 3 blancs montés en neige très ferme. Beurrer les moules et les remplir aux 2/3, cuire à four modéré.

264. **Purée de volaille** (*à partir de 7 ans*). — Hacher très fin et passer au tamis la viande de poulet ou de pigeon rôtie ou cuite à l'étuvée. Mettre au bain-marie avec beurre, jaune d'œuf et crème de lait; chauffer jusqu'à 70° en agitant sans cesse.

265. **Croquettes de volaille** (*à partir de 7 ans*). — Mélanger en les travaillant les chairs d'une volaille, quelques pommes de terre bouillies et passées, œufs et sel. De cette pâte former des boulettes régulières et les jeter dans la friture bouillante.

FAISAN

Le faisan jeune et fraîchement tué, la pintade de 5 à 6 mois conviennent à la troisième enfance.

266. **Faisan rôti** (*à partir de 7 ans*). — Plumer, vider, flamber, embrocher et rôtir à feu vif 45 minutes.

Même procédé pour la *pintade rôtie* (*à partir de 7 ans*).

DINDONNEAU

Le dindonneau de 2 ou 3 mois convient aux enfants âgés de plus de 7 ans.

267. **Dindonneau sous divers apprêts** (*à partir de 7 ans*). — Préparations identiques à celles du poulet et du pigeon.

II. — Lapereau domestique

Le lapin domestique, jeune, bien nourri, et élevé en liberté, donne une viande un peu fade, qui présente beaucoup d'analogie avec celle du poulet, mais qui est *excitante*, et convient aux *grands enfants* sains.

268. **Lapereau rôti** (*à partir de 7 ans*). — Dépouiller, vider, brider. Mettre à la broche. Cuisson : 1 heure 1/4.

269. **Blanquette de lapereau** (*à partir de 7 ans*). — (Voir préparation de la blanquette de veau, n° 196.)

LE GIBIER

Valeur alimentaire. Sa composition alimentaire se rapproche de celle de la viande de boucherie et de basse-cour; mais, à cause de sa *richesse en substances extractives et toxines alimentaires*, le gibier est nocif à la plupart des enfants. Le *perdreau* et les *petits oiseaux* sont *seuls permis aux grands enfants;* ils doivent être mangés *aussitôt tués.*

270. **Perdreau rôti** (*à partir de 7 ans*). — Plumer, vider, flamber. Cuisson : 22 minutes à la broche.

271. **Alouettes rôties** (*à partir de 7 ans*). — A la broche, les alouettes demandent 10 minutes de cuisson.

L'alouette *est meilleure* en hiver.

VI. — La Pomme de terre, le Riz, les Légumes secs

LA POMME DE TERRE

Valeur alimentaire. La pomme de terre est *peu nutritive;* elle contient environ 75 p. 100 d'eau, 22 d'hydrocarbones, 2 d'albumines, 1 de sels, mais elle est *digestive* et *savoureuse.*

La pomme de terre est *riche en sels de potasse* (1 kilog. = 5 grammes de potasse totale), en magnésie, et très pauvre en chlorures et soude. L'addition de beurre accroît sa saveur et son pouvoir nutritif; l'œuf augmente sa richesse en phosphates.

Les pommes de terre ne supportent pas le froid; l'humidité et la chaleur les font germer avec formation de sucre et de *solanine*, alcaloïde provoquant diarrhée, vomissements, dilatation des pupilles, etc. Il importe donc de choisir pour les préparations culinaires des pommes de terre mûres.

272. **Potages aux pommes de terre.** — (Voir n° 84.)

273. **Purée de pommes de terre** (*à partir de 3 ans*). — Passer au tamis les pommes de terre cuites à l'eau légèrement salée; délayer avec du lait, ajouter du beurre frais. — On peut lier avec un jaune d'œuf.

274. **Pommes de terre au four** (*à partir de 3 ans*). — Lavez les pommes de terre, essuyez-les; mettez-les au four. Retournez pour que la chaleur les pénètre partout.

275. **Pommes de terre en robe de chambre à la vapeur** (*à partir de 3 ans*). — Mettez dans une marmite un double fond ou grillage; remplissez d'eau l'espace vide et disposez les pommes de terre, bien lavées, sur le double fond. Cuisson : 3/4 d'heure.

276. **Pommes de terre soufflées** (*à partir de 3 ans*). — Laver à l'eau 2 grosses pommes de terre de Hollande, les faire cuire au four; faire une ouverture pour retirer la pulpe; tamiser celle-ci, y ajouter un jaune d'œuf, une pincée de sel et un blanc fouetté ferme. Placer cette purée dans les pommes de terre, lisser la surface et faire cuire à four chaud 8 minutes.

277. **Pommes de terre à la Yorkaise** (*à partir de 5 ans*). — Même méthode que ci-dessus; ajouter à la purée 20 grammes de jambon d'York cuit, haché finement.

278. **Pommes de terre à la Crécy** (*à partir de 5 ans*). — Ajouter à la purée 1/3 de son volume de purée de carottes bien desséchée sur le feu.

279. **Pommes de terre aux épinards** (*à partir de 5 ans*). — Ajouter à la purée 1/3 de son volume de purée d'épinards bien desséchée.

280. **Pommes de terre au fromage** (*à partir de 5 ans*). — Ajouter à la purée 20 grammes de fromage râpé.

281. **Pommes de terre gratinées** (*à partir de 5 ans*). — Mettre de la purée bien fine dans un plat à gratin bien beurré. La saupoudrer de gruyère et de chapelure, arroser de beurre fondu, faire gratiner à four vif.

282. **Pommes de terre panachées** (*à partir de 7 ans*). — Ajoutez à une purée de pommes de terre des blancs d'œufs battus en neige; partagez le mélange en 4 parties égales. Mélangez la première avec de la crème, la seconde avec des épinards, la troisième avec de la sauce tomate épaisse et la quatrième avec des jaunes d'œufs. Disposez sur le plat chaque couleur en zigzag et sur cette purée multicolore dressez des *œufs pochés*.

283. **Pommes de terre au lait** (*à partir de 3 ans*). — Mettez dans une casserole des pommes de terre pelées et coupées en morceaux, recouvrez-les de lait, ajoutez sel, muscade. Faites cuire 1/2 heure sur feu doux. Au moment de servir, liez la sauce avec un jaune d'œuf..

284. **Pommes de terre en sauce poulette** (*à partir de 5 ans*). — Faire fondre un bon morceau de beurre, y jeter les pommes de terre émincées, les saupoudrer d'une cuillerée de farine, mêler et ajouter un bol de bouillon. Au moment de servir, lier avec jaunes d'œufs.

285. **Pommes de terre en sauce blanche** (*à partir de 3 ans*). — Verser sur les pommes de terre bouillies une sauce béchamel.

286. **Pommes de terre à la maître d'hôtel** (*à partir de 7 ans*). — Coupez en rondelles des pommes de terre pelées et cuites à l'eau salée. Faites fondre du beurre auquel vous ajoutez persil haché, sel, jus de citron, et versez cette sauce sur les pommes de terre.

287. **Salade de pommes de terre** (*à partir de 7 ans*). — Faire bouillir les pommes de terre, les peler et les couper en tranches minces, les recouvrir d'une sauce au citron.

288. **Pommes de terre frites soufflées** (*à partir de 7 ans*). — Couper en tranches ovales de belles pommes longues (Hollande); dégorger à l'eau froide, égoutter, essuyer et plonger dans friture pas très chaude; dès qu'elles sont frites à moitié, les sortir de cette friture et les plonger un instant après dans la friture bouillante où elles gonflent.

289. **Pommes de terre nouvelles au beurre** (*à partir de 5 ans*). — Grattez-les, essuyez-les, mettez-les dans du beurre bien chaud; couvrez bien. Cuisson à feu modéré 3/4 d'heure. Saler au moment de servir.

290. **Pommes printanières** (*à partir de 7 ans*). — Faites cuire à l'eau salée pommes de terre nouvelles, carottes nouvelles et petits pois verts; retirez de l'eau, égouttez quelques minutes; ajoutez un morceau de beurre et un verre de crème. Tournez doucement pour ne pas écraser les légumes, et servez quand la sauce est chaude.

291. **Quenelles de pommes de terre** (*à partir de 7 ans*). — Mélangez des pommes de terre tamisées avec beurre fondu, jaunes d'œufs, sel, muscade râpée; ajoutez les blancs battus en neige. Prenez du mélange, formez des quenelles, roulez dans la farine et faites cuire dans eau ou bouillon (elles sont cuites quand elles remontent à la surface); égouttez-les, servez avec *sauce blanche* ou *sauce tomate*.

292. **Boulettes de pommes de terre** (*à partir de 7 ans*). — Faites cuire des pommes de terre à la vapeur, tamisez, ajoutez sel (ou une cuillerée de sucre en poudre), crème, jaunes d'œufs battus, mélangez bien. Ajoutez les blancs d'œufs en neige, remuez légèrement et faites avec cette pâte des boulettes que vous jetez dans la friture bouillante.

293. **Soufflé de pommes de terre** (*à partir de 5 ans*). — Délayez de la purée de pommes de terre dans des jaunes d'œufs aromatisés de vanille, fleurs d'oranger ou citron; battez les blancs en neige ferme, mélangez le tout, sucrez, versez dans un moule beurré. Faites souffler au four doux.

294. **Gâteau de pommes de terre** (*à partir de 5 ans*). — Piler 12 pommes de terre (bouillies et épluchées) en ajoutant peu à peu 100 grammes de beurre, 4 jaunes d'œufs, 1/2 litre de lait et, au moment d'enfourner, les blancs battus en neige. Beurrer un moule, le saupoudrer de chapelure, y verser la préparation, et enfourner.

On peut ajouter du fromage.

295. **Tartelettes de pommes de terre** (*à partir de 5 ans*). — Mêlez de la purée de pommes de terre avec fromage râpé, crème, sel, beurre; ajoutez les blancs battus en neige. Remplissez de petits moules à tartelettes bien beurrés. Cuisson : 15 minutes à four chaud.

296. **Petits pâtés de pommes de terre** (*à partir de 5 ans*). — Faire un mélange de pommes de terre en purée, jambon finement haché, crème, sel, œufs battus. Remplir de petits moules bien beurrés. Cuire à four chaud.

LE RIZ

Valeur alimentaire. Le riz est un *aliment nutritif;* il contient 77 p. 100 d'hydrates de carbone, 7 p. 100 d'albumines, 1 p. 100 de graisses et de sels ; il est utile de l'adjoindre au lait, à la viande, aux poissons, aux œufs, au beurre ou au fromage.

Le riz est un aliment constipant et un agent de désinfection de l'intestin.

297. **Bouillon de riz**. — (Voir n° 97.)

298. **Riz à l'eau** (*à partir de 5 ans*). — Cuire pendant 25 minutes 125 grammes de riz caroline dans un litre d'eau salée. Après cuisson le faire évaporer à l'entrée du four.

299. **Riz au beurre** (*à partir de 5 ans*). — Cuire 125 gr. de riz caroline dans 1 litre d'eau salée (cuisson : 25 minutes); égoutter, y ajouter 25 gr. de beurre frais.

300. **Riz au gras** (*à partir de 7 ans*). — Mettre le riz dans une casserole après l'avoir soigneusement lavé ; le couvrir

de bouillon et le cuire à feu doux 25 minutes. On peut y ajouter du beurre frais.

301. **Rizotto à la piémontaise** (*à partir de 7 ans*). — Faites cuire 125 gr. de riz caroline dans 3 décilitres de bouillon de volaille. Après cuisson, ajoutez 25 gr. de beurre frais et 25 gr. de parmesan râpé.

302. **Riz au gratin** (*à partir de 7 ans*). — Préparer une sauce blanche au lait, y ajouter jaunes d'œufs, jus de citron, blancs battus en neige. Ajouter à cette sauce du riz cuit à l'eau ; mettre le tout dans un plat à gratin, saupoudrer de chapelure et de fromage râpé. Mettre au four 20 minutes.

303. **Desserts au riz**. — (Voir n° 399.)

LES LÉGUMES SECS

Valeur alimentaire. Les légumineuses ou *légumes secs* constituent des aliments *très nutritifs, riches en albumine* (légumine), permis à partir de 3 ans.

Ils sont riches en *sels minéraux*, en *fer* et en *acide phosphorique ;* la lentille contient plus de fer que la chair du bœuf. Ces aliments peuvent entrer dans le régime des anémiques, des rachitiques, sous bénéfice d'inspection stomacale. (Voir *Décoction végétale de Comby,* n° 96.)

Les légumineuses renferment une certaine proportion de *purines* donnant des *dérivés uriques* (surveiller leur emploi chez les enfants arthritiques).

Digestibilité. Par ordre décroissant : lentilles, pois, haricots, fèves.

Préparations culinaires. Les légumes secs exigent une cuisson prolongée, dans une grande quantité d'eau, et un tamisage parfait (purées, soupes).

Il est préférable de changer l'eau de la cuisson.

304. **Potages purées.** — (Voir nos 91 à 94).

I. — Fève

La fève est très riche en matières azotées, riche en tanin et phosphate de chaux, mais elle est, avec le haricot, la plus indigeste des légumineuses. Permise à partir de 7 ans.

305. **Purée de fèves** (*à partir de 7 ans*). — Cuire de petites fèves fraîches à l'eau bouillante salée ; avoir soin auparavant d'enlever le petit croissant qui est à l'extrémité de chacune. Passer au tamis et ajouter beurre et crème.

II. — Haricot

Sec ou vert, le haricot est interdit aux enfants âgés de moins de 5 ans.

306. **Purée de haricots blancs frais** (*à partir de 5 ans*). — Les jeter dans l'eau bouillante salée, passer au tamis, ajouter beurre et béchamel.

307. **Purée de haricots blancs secs** (*à partir de 5 ans*). — Les faire tremper 12 heures, les mettre cuire à l'eau froide pendant 1 heure, changer l'eau de la cuisson, et les faire cuire de nouveau 1 heure 1/2. Passer au tamis, ajouter crème et beurre.

308. **Haricots blancs à la crème** (*à partir de 7 ans*). — Les haricots étant cuits comme ci-dessus et bien égouttés, les passer dans du beurre manié de farine, mouillé de lait auquel on ajoutera au moment de servir quelques cuillerées de crème.

309. **Haricots blancs au beurre** (*à partir de 7 ans*). — Les cuire à l'eau salée, les passer au beurre, ajouter persil haché.

310. **Haricots flageolets au beurre** (*à partir de 7 ans*). — Procéder comme pour les haricots blancs.

311. **Haricots panachés à l'anglaise** (*à partir de 7 ans*). — Faites cuire à l'eau bouillante salée des haricots verts et des flageolets (mettez au feu les flageolets 1/4 d'heure avant les haricots verts). Sautez-les au beurre.

III. — Lentille

Les lentilles constituent l'aliment mixte qui sous le plus petit poids renferme le plus de principes albuminoïdes et de substances ternaires (viande du pauvre) ; elles sont riches en oxyde de fer.

Les lentilles blondes de l'année et les lentilles à la reine sont plus digestibles.

312. **Purée de lentilles** (*à partir de 3 ans*). — Mettre les lentilles à l'eau froide, les faire cuire 3 heures, saler, passer au tamis, délayer avec lait. Au moment de servir, ajouter beurre frais.

313. **Lentilles au beurre** (*à partir de 5 ans*). — Les cuire à l'eau salée, les passer ensuite au beurre avec pincée de sel.

314. **Lentilles à la crème** (*à partir de 5 ans*). — Comme ci-dessus ; avant de servir, ajouter quelques cuillerées de crème.

315. **Lentilles à la maître d'hôtel** (*à partir de 5 ans*). — Procéder comme ci-dessus ; les passer au beurre avec persil haché.

IV. — Pois

Les pois sont riches en acide phosphorique et en fer ; ils seront donnés aux enfants, à partir de 5 ans, sous forme de purées.

316. **Purée de pois cassés** (*à partir de 5 ans*). — Mettre les pois à l'eau froide salée, cuire 3 heures ; passer au tamis, délayer avec lait, ajouter beurre à la purée au moment de servir.

Quand les purées de légumineuses sont mal digérées, employer les légumineuses *décortiquées*, ou les *farines maltées* de fèves, haricots, lentilles, pois.

VII. — Les Légumes Verts

Valeur alimentaire. Les légumes verts sont tous :

1° *Riches en eau* (90 p. 100) ;

2° *Pauvres en albuminoïdes* (moins de 2 à 6 p. 100) ;

3° *Pauvres en hydrates de carbone* (moins de 10 p. 100) ;

4° *Très pauvres en graisses* (moins de 1/2 p. 100) ;

5° *Riches en matières minérales* (1 à 2 p. 100 de la substance à l'état frais) ;

6° *Relativement riches en cellulose* (1 à 2 p. 100 du poids de l'aliment frais).

Les légumes verts, de par leur composition, sont *peu nourrissants*, de *grand volume*, *rafraîchissants* et *laxatifs*, *alcalinisants* et *reminéralisants*, *antiscorbutiques* et jamais toxiques à l'état frais.

Préparations culinaires. Les légumes verts exigent : 1° Un lavage prolongé et répété à l'eau bouillie ; 2° Une ébullition suffisamment prolongée ; 3° Un tamisage parfait ; 4° L'addition de corps gras qui en élèvent la valeur alimentaire (lait, beurre, crème, œufs).

Les légumes les plus jeunes et les plus frais sont aussi les plus digestibles.

Légumes verts diététiques. Les purées de légumes verts peuvent être additionnées, surtout s'il s'agit de légumes peu chargés en fécule, d'une petite quantité de purée de *pommes de terre*.

Artichaut

Valeur alimentaire. L'artichaut est *peu nutritif*, mais *tonique* par le tanin qu'il renferme ; il peut favoriser la constipation. Le fond d'artichaut est plus riche que la pointe d'asperge.

Les meilleurs artichauts sont les jeunes artichauts de Laon, de Perpignan et d'Italie (mai à octobre).

317. **Purée de fonds d'artichauts** (*à partir de 5 ans*). — Faire cuire les fonds d'artichauts dans de l'eau salée ; les réduire en purée. Y ajouter du beurre frais.

318. **Artichauts à la sauce blanche** (*à partir de 7 ans*). — Oter la queue des artichauts, les laver et les cuire à l'eau

bouillante salée; les égoutter et les servir chauds avec une sauce blanche.

319. **Artichauts à la sauce poulette** (*à partir de 7 ans*). — Même préparation que pour les haricots verts à la sauce poulette. (Voir n° 348.)

320. **Fonds d'artichauts au gratin** (*à partir de 7 ans*). — Faites cuire des artichauts à la vapeur ; ôtez les feuilles et le foin. Recouvrez les fonds d'une sauce blanche au lait, de gruyère râpé et de chapelure. Mettez gratiner 20 minutes au four.

Asperge

Valeur alimentaire. L'asperge est relativement riche en acide phosphorique qui représente 18 p. 100 des substances minérales ; c'est un légume diurétique, légèrement laxatif, permis aux grands enfants sains, mais défendu aux albuminuriques, aux arthritiques, dyspeptiques, entéro-colitiques et nerveux.

Les asperges violettes d'Argenteuil sont renommées (mai à octobre).

321. **Asperges à la sauce blanche** (*à partir de 7 ans*). — Ratisser, laver, couper et préparer les asperges, les faire cuire à l'eau salée ; les retirer dès qu'elles plient sous le doigt, les égoutter et les servir avec une sauce blanche.

322. **Asperges en petits pois** (*à partir de 7 ans*). — Coupez en petits morceaux la partie tendre des asperges ; faites-les revenir avec beurre, sel, saupoudrez de farine, mouillez avec bouillon ; laissez mijoter et liez avec jaune d'œuf.

323. **Purée d'asperges** (*à partir de 5 ans*). — Faire cuire les asperges à l'eau bouillante salée (8 gr. par litre). Les égoutter, passer la partie tendre au tamis. Y ajouter du beurre frais.

324. **Asperges au fromage** (*à partir de 7 ans*). — Les égoutter soigneusement de la cuisson et les dresser sur plat long beurré, en saupoudrant les pointes de gruyère

râpé. Au moment de servir, arroser la partie fromagée de sauce béchamel.

Betterave

Valeur alimentaire. La betterave comestible contient 9 p. 100 d'hydrates de carbone, a une valeur nutritive en albuminoïdes et sels sensiblement égale à celle de la pomme de terre, mais elle est moins digestible et exige une mastication parfaite ; elle est permise aux grands enfants (sous réserve).

325. **Betteraves à la crème** (*à partir de 10 ans*). — Couper en rouelles des betteraves cuites au four, les faire mijoter 1 heure dans une sauce blanche à laquelle on ajoute au moment de servir 1/2 verre de crème fraîche.

Carotte

Valeur alimentaire. La carotte renferme 9 p. 100 d'hydrates de carbone dont 7 de sucre, et de nombreux sels (malates, phosphates de potasse et de chaux).

La carotte est laxative.

326. **Purée de carottes** (*à partir de 3 ans*). — Les cuire 1 heure à l'eau légèrement salée avec sucre, beurre et le quart de leur poids de riz. Égoutter, passer au tamis, dessécher la purée à feu vif avec un morceau de beurre. Mettre ensuite la purée à consistance voulue en y ajoutant du lait.

327. **Carottes à la maître d'hôtel** (*à partir de 7 ans*). — Faites cuire les carottes à l'eau salée; égouttez et faites sauter au beurre avec sel et persil haché.

328. **Carottes à la sauce poulette** (*à partir de 5 ans*). — Faire cuire les carottes à l'eau salée, les égoutter; les couvrir d'une sauce poulette.

329. **Carottes à la crème** (*à partir de 7 ans*). — Ratisser et laver des carottes nouvelles, mélanger un morceau de beurre et une cuillerée de farine, mouiller d'un verre d'eau, saler et laisser mijoter 30 minutes. Au moment de servir, ajouter crème.

330. **Carottes au jus** (*à partir de 7 ans*). — Les blanchir et les servir arrosées de jus provenant d'un braisé de veau.

331. **Carottes aux petits pois** (*à partir de 7 ans*). — Faites blanchir des carottes nouvelles, égouttez-les, passez-les au beurre avec pois frais écossés, salez ; faites cuire un instant, à couvert, en remuant souvent ; mouillez avec bouillon et liez avec crème et jaunes d'œufs.

Céleri

Valeur alimentaire. Permis aux *grands enfants* (sous condition).

332. **Céleri au beurre** (*à partir de 10 ans*). — Cuire à l'eau bouillante salée, égoutter, manier beurre avec farine, mouiller de lait ou bouillon, ajouter céleri, laisser cuire doucement 20 minutes; passer et servir au beurre frais.

333. **Céleri au jus** (*à partir de 10 ans*). — Le blanchir 1 heure à l'eau salée et le servir avec jus de veau.

Cerfeuil bulbeux

Valeur alimentaire. Le cerfeuil bulbeux est plus riche que la pomme de terre en albumines (2, 5 p. 100) et hydrates de carbone (30 p. 100).

334. **Cerfeuil bulbeux cuit** (*à partir de 7 ans*). — Monder, laver, faire cuire dans moitié eau et moitié lait (en tout 1 litre pour 500 grammes), 10 grammes de sel et 5 grammes de sucre, 15 minutes. Égoutter, passer au tamis et le servir arrosé de béchamel ou de jus de veau.

Chou

Valeur alimentaire. Le chou est un aliment *médiocre*, *indigeste*, provoquant des fermentations intestinales. Défendu aux enfants.

Chou-fleur

Le chou-fleur jeune et frais est seul permis aux enfants (la côte exceptée) ; il doit être bien cuit.

335. **Chou-fleur au naturel** (*à partir de 5 ans*). — Diviser en bouquets. Laver. Blanchir 5 minutes dans l'eau bouillante salée. Égoutter et remettre cuire 15 minutes dans une nouvelle cuisson salée. Égoutter et servir avec beurre.

Le chou-fleur peut se servir : *à la crème* (*à partir de 5 ans*), *à la sauce blanche* (*à partir de 5 ans*), *à la sauce hollandaise* (*à partir de 5 ans*), *à la sauce mousseline* (*à partir de 5 ans*), *à la sauce tomate* (*à partir de 7 ans*).

336. **Pain de choux-fleurs** (*à partir de 7 ans*). — Cuire les choux-fleurs à l'eau bouillante salée, les faire égoutter ; y ajouter de la mie de pain trempée dans du lait, ainsi que 4 œufs dont on aura battu les blancs en neige. Mêler et faire cuire le tout au bain-marie dans un moule bien beurré. Durée : 1 heure. Servir avec une sauce béchamel, tomate, crème, etc.

337. **Choux-fleurs au gratin** (*à partir de 7 ans*). — Mettez les choux-fleurs blanchis dans un plat à feu, recouvrez-les d'une bonne béchamel et de gruyère râpé, saupoudrez de chapelure, ajoutez à la surface un peu de beurre et mettez au feu 20 minutes.

338. **Purée de choux-fleurs** (*à partir de 4 ans*). — Passer le chou-fleur cuit au tamis, ajouter le 1/4 de son poids de purée de pommes de terre à la crème et un morceau de beurre.

Citrouille

Valeur alimentaire. Légume-fruit, toléré sous réserve aux grands enfants.

339. **Potage à la citrouille.** — (Voir n° 89.)

Cresson

Valeur alimentaire. Le cresson, peu *digestible*, ne renferme que des traces de sucre et de matières amylacées (3 p. 100 environ); contient sels, iode, fer. Antiscorbutique.

340. **Potage au cresson.** — (Voir n° 81.)

Épinards

Valeur alimentaire. Les épinards sont très riches en sels de potasse et de chaux (en oxalates en particulier), riches en fer, relativement riches en principes mucilagineux et en sucres; ils sont laxatifs. Saison : hiver et printemps. Défendus aux enfants arthritiques, lithiasiques, albuminuriques et asthmatiques.

341. **Potage aux épinards.** — (Voir n° 81.)

342. **Épinards au naturel** (*à partir de 5 ans*). — Éplucher, laver à plusieurs eaux 500 gr. d'épinards. Les plonger dans 4 litres d'eau bouillante salée. Laisser cuire à grands bouillons 6 minutes, égoutter, passer au tamis, et faire chauffer avec du beurre frais ou du jus de viande.

343. **Épinards aux œufs pochés** (*à partir de 3 ans*). — Au moment de servir, on ajoute des œufs pochés.

344. **Épinards à la crème** (*à partir de 5 ans*). — Cuire les épinards à l'eau bouillante salée, égoutter, hacher. Incorporer beurre manié de farine et mouillé de lait. Au moment de servir, ajouter jaune d'œuf et crème.

345. **Épinards en cocottes** (*à partir de 5 ans*). — Faire cuire à l'eau salée 250 grammes d'épinards, les égoutter, les tamiser, les faire sécher un instant sur le feu, y ajouter 2 jaunes d'œufs, 30 grammes de fromage râpé, et, au dernier moment, 1 blanc d'œuf fouetté très ferme. Remplir de ce mélange des petites cassolettes très légèrement beurrées à l'intérieur. Lisser la surface; saupoudrer d'une pincée de fromage et mettre cuire au four de 8 à 10 minutes. Servir tout de suite.

Haricots verts

Valeur alimentaire. Les petits haricots verts sont faciles à digérer pour les enfants âgés de 5 ans. Les mange-tout sont interdits. Il faut employer seulement des haricots juteux, qualité dont on peut s'assurer en les brisant.

346. **Purée de haricots verts** (*à partir de 5 ans*). — Les cuire 45 minutes à l'eau bouillante salée, les passer au tamis et ajouter beurre frais et crème.

347. **Haricots verts maître d'hôtel** (*à partir de 5 ans*). — Épluchez, lavez et faites blanchir à l'eau bouillante salée. Égouttez et servez avec beurre et persil haché.

348. **Haricots verts à la sauce poulette** (*à partir de 5 ans*). — Procédez comme ci-dessus. Liez avec quelques cuillerées de sauce poulette.

349. **Haricots panachés à l'anglaise** (*à partir de 7 ans*). — (Voir n° 311.)

Navet

Valeur alimentaire. Le navet de Freneuse (été, automne) convient mieux que le chou aux enfants; il est riche en potasse.

350. **Navets à la crème** (*à partir de 5 ans.*) — Blanchir à l'eau salée. Égoutter. Servir avec sauce blanche ou béchamel ou sauce poulette.

351. **Navets aux pommes de terre** (*à partir de 7 ans*). — Faites cuire à l'eau bouillante navets bien tendres et petites hollandes; servez arrosés de beurre fondu.

Oseille

Valeur alimentaire. L'oseille (de Belleville) est un *assaisonnement* plutôt qu'un aliment : très acide et riche en oxalate de potasse, elle n'est permise qu'aux *grands enfants sains* et contre-indiquée chez les dyspeptiques et les arthritiques.

Après ingestion d'oseille, d'épinards ou de tomates, s'abstenir de fruits acides. L'oseille *vierge* est la moins acide.

352. **Potage à l'oseille.** — (Voir n° 59.)

Poireau

Valeur alimentaire. Les poireaux cuits constituent l'*asperge* du pauvre ; ils sont utilisés pour la préparation des bouillons.

353. **Poireau** (*à partir de 7 ans*). — V. Asperge (n°s 321 à 325).

Petits pois

Valeur alimentaire. Les petits pois sont peu nutritifs, mais faciles à digérer, et permis après 5 ans ; défendus aux arthritiques.

354. **Purée de pois verts** (*à partir de 5 ans*). — Cuire les pois à l'eau bouillante salée, passer au tamis; ajouter beurre et crème à la purée au moment de servir.

On peut associer du riz.

355. **Petits pois à l'anglaise** (*à partir de 5 ans*). — Les jeter dans l'eau bouillante, laisser cuire 45 minutes. Servir avec beurre et sucre en poudre.

356. **Petits pois au jus** (*à partir de 5 ans*). — Les cuire comme ci-dessus et les servir arrosés de bon jus de veau.

Salades

Valeur alimentaire. Les salades (laitue, romaine, endive, chicorée) renferment 9/10 d'eau et peu de principes nutritifs ; elles sont digestibles et *laxatives.* La laitue est riche en citrates alcalins.

357. **Laitues au naturel** (*à partir de 4 ans*). — Faire blanchir les laitues 5 minutes dans l'eau bouillante salée. Les égoutter et les mettre cuire dans du bouillon de veau ou de volaille. — On peut accompagner de jus ou de sauce blanche.

358. **Endives au naturel** (*à partir de 5 ans*). — Faites cuire 6 endives dans 2 décilitres d'eau, une pincée de sel, un peu de sucre en poudre et quelques gouttes de jus de citron. Temps de cuisson : 40 minutes à ébullition modérée.

359. **Chicorée au naturel** (*à partir de 5 ans*). — Laver à plusieurs eaux 6 chicorées très blanches, les faire blanchir 18 minutes dans 3 litres d'eau bouillante salée.

360. **Laitues en cocotte** (*à partir de 4 ans*). — Faire cuire avec 3 cuillères de bouillon une laitue blanchie; la passer au tamis fin, la faire sécher un instant sur le feu. Ajouter à la purée de laitue une quantité égale de purée de cervelle de veau. Lier le tout avec jaunes d'œufs et finir comme il est dit à la recette des épinards en cocottes. (Voir n° 345.)

361. **Endives au fromage** (*à partir de 7 ans*). — Endives cuites, égouttées et rangées sur plat long beurré. Recouvrir de béchamel, saupoudrer de fromage, mettre au four quelques minutes.

Salsifis

Valeur alimentaire. Le *salsifis noir* ou scorsonère, le plus tendre, est de facile digestion; il est *laxatif*.

362. **Salsifis à la crème** (*à partir de 7 ans*). — Ratissez. Lavez à l'eau vinaigrée. Faites cuire 1 heure 1/2 à l'eau bouillante acidulée. Égouttez. Servez avec une sauce crème.

On peut servir avec une *sauce poulette* (*à partir de 7 ans*).

On peut servir les salsifis arrosés de *bon jus de veau* (*à partir de 7 ans*).

Tomate

Valeur alimentaire. La tomate est riche en sels acides (citrates, malates) et contient à peine une trace d'oxalates; elle est permise aux grands enfants sains qui la digèrent.

363. **Œufs pochés aux tomates.** — (Voir n° 5).

364. **Purée de tomates** (*à partir de 5 ans*). — (Voir n° 143.)

365. **Tomates farcies au gras** (*à partir de 7 ans*). — Hacher 100 grammes de veau cuit (ou de jambon, ou de poulet), 50 grammes de pain trempé dans du lait, 1 œuf

dur, sel et poivre, mélanger ; garnir les tomates vidées de ce hachis et faire cuire au four 40 minutes.

366. **Tomates farcies au maigre** (*à partir de 7 ans*). — 6 tomates rondes vidées, 3 œufs, 30 grammes de pain trempé dans du lait, 1 pincée de persil haché.

Mélanger les œufs hachés, le pain, le persil, la pulpe des tomates, poivre et sel. Remplir les tomates et les aligner dans un plat à gratin; ajouter du beurre et faire cuire à four assez chaud 40 minutes.

VIII. — Les Entremets et les Fromages

Les entremets, les gâteaux ne sont pas seulement des condiments, des « douceurs », des friandises; ce sont de *véritables aliments*. Le sucre est l'*aliment énergétique* par excellence, presque immédiatement utilisable par l'organisme.

LES CRÈMES

367. **Crème renversée à la vanille** (*à partir de 3 ans*). — 1 litre de lait, 200 grammes de sucre, un peu de vanille, 6 jaunes d'œufs, 2 œufs entiers. Fouetter les œufs, mélanger au lait sucré et parfumé, cuire dans un moule uni et pas trop haut. Faire pocher 3/4 d'heure. Laisser refroidir avant de démouler. Servir avec crème anglaise.

368. **Crème à la vanille** (*à partir de 3 ans*). — 1 litre de lait, 4 ou 5 jaunes d'œufs, 15 à 50 grammes de sucre, 1 morceau de vanille.

Sucrer le lait, lui ajouter la vanille, le faire bouillir,

séparer les blancs des jaunes, mettre ces derniers dans un saladier et en remuant sans cesse le lait bouilli et tiède par-dessus. Remettre le tout sur un feu doux, tourner jusqu'à ce que la crème épaississe, puis l'enlever du feu.

369. **Crème au café** (*à partir de 7 ans*), **au citron** (*à partir de 10 ans*). — Même préparation : parfumer avec quelques cuillerées d'une décoction de café très concentrée, ou avec citron.

370. **Crème au chocolat** (*à partir de 10 ans.*) — Préparer du chocolat au lait avec 150 grammes de chocolat et 1 litre de lait. Se servir de ce chocolat comme l'on se sert du lait sucré dans la préparation de la crème à la vanille.

371. **Pots de crème à la vanille** (*à partir de 3 ans*). — 1 litre de lait, 8 jaunes d'œufs (ou 6 œufs entiers), 60 grammes de sucre, 1 demi-gousse de vanille.

Sucrer le lait, ajouter la vanille, faire bouillir, séparer les blancs des jaunes, mettre ces derniers dans une écuelle et verser doucement, et en remuant sans cesse, le lait bouilli, parfumé et tiède par-dessus. Mettre en pots. Cuire au bain-marie ou à four doux.

Pour les *pots de crème à la fleur d'oranger*, même préparation.

372. **Pots de crème au café** (*à partir de 7 ans*). — Même recette : à la place de la vanille, mettre dans le lait un peu de décoction très forte de café, et un peu plus de sucre.

373. **Pots de crème au citron**. — Même recette : à la place de la vanille, faire bouillir dans le lait le zeste d'un citron râpé.

374. **Pots de crème au caramel**. — Même recette que pour les pots de crème à la vanille, sauf qu'on brûle un peu de sucre avec de l'eau, et quand il est blond on l'ajoute au lait.

375. **Pots de crème au chocolat**. — Faire fondre, dans un peu d'eau, 2 tablettes de chocolat, les mêler à 1/2 litre de lait bouilli et 30 grammes de sucre, mélanger et passer

au tamis, ajouter 4 jaunes d'œufs bien battus; remplir les pots et finir comme pour les pots de crème à la vanille.

376. **Pots de crème au thé.** — Faire réduire de moitié 1/2 litre de lait, ajouter une forte infusion de thé noir, 3 jaunes d'œufs, 2 œufs entiers, sucre à volonté, fouetter vivement, passer à travers une serviette; fouetter de nouveau, remplir les pots et faire prendre comme les pots de crème à la vanille.

377. **Crème Chantilly** (*à partir de 7 ans*). — 1/2 litre de crème de lait, 50 grammes de sucre vanillé. Mélanger la moitié du sucre à la moitié de la crème, puis fouetter ce mélange jusqu'à ce qu'il soit bien monté; procéder de même avec la seconde partie.

Effectuer cette préparation à la dernière minute et la conserver dans un endroit frais.

378. **Neige d'œufs** (*à partir de 7 ans*). — Faites bouillir 1/2 litre de lait avec 100 grammes de sucre, un peu de vanille ou de fleurs d'oranger. Séparez les jaunes des blancs de 6 œufs. Battez les blancs en neige très ferme et sucrez-les. Prenez le mélange par cuillerées que vous faites tomber doucement dans le lait bouillant; mettez-en autant que peut porter la surface du lait; retournez-les au bout d'un instant, laissez cuire encore un peu et retirez-les avec une écumoire.

Lorsque tous les blancs seront cuits, battez les jaunes, mêlez-les avec le lait passé à la fine passoire et remettez sur le feu. Remuez jusqu'à ce que la crème épaississe et versez-la autour des blancs de manière à ne pas les en recouvrir.

379. **Œufs au lait** (*à partir de 3 ans*). — Cassez dans une terrine 4 œufs entiers et 4 jaunes; mélangez-les avec 125 grammes de sucre en poudre et 1 litre de lait; aromatisez avec vanille, citron ou fleur d'oranger. Passez à travers une passoire fine et versez dans un plat creux bien

beurré ou dans des petits pots en porcelaine. Mettez pocher au bain-marie ou au four 25 minutes.

380. **Mousse au chocolat** (*à partir de 7 ans*). — La crème Chantilly obtenue avec 1/2 litre de crème, 125 grammes de chocolat. Faire fondre le chocolat dans aussi peu d'eau que possible; le laisser refroidir. Le mélanger peu à peu, au moyen du fouet, à la crème Chantilly.

381. **Mousse au citron ou à l'orange** (*à partir de 10 ans*). — Se prépare avec de la crème fouettée, sucrée avec du sucre que l'on a frotté sur un citron ou une orange, de façon à l'imprégner de son parfum.

382. **Mousse aux fraises** (*à partir de 7 ans*). — Se prépare en exprimant le suc de 125 grammes de fraises bien mûres et en le mélangeant à la crème fouettée.

383. **Mousse aux framboises** (*à partir de 7 ans*). — Elle se prépare de la même façon.

384. **Sauce pour entremets**. — 250 grammes de sucre en poudre, 8 jaunes d'œufs, 1/2 litre de lait bouilli et parfumé; faire prendre sur le feu jusqu'aux premiers symptômes d'ébullition.

385. **Sauce au chocolat**. — 125 grammes de chocolat râpé dissous, mouillé de 2 décilitres d'eau; ajouter 15 grammes de sucre vanillé. Tourner jusqu'à ébullition et laisser cuire doucement pendant 25 minutes. Ajouter, au dernier moment, 2 cuillerées de crème et une noisette de beurre extra-fin.

LES SOUFFLÉS

386. **Soufflé aux pointes d'asperges** (*à partir de 7 ans*) :

1° Préparer une bonne béchamel;

2° Faire cuire à l'eau salée les pointes d'asperges, les égoutter et les mêler à la béchamel;

3° Fouetter en neige très ferme 3 blancs d'œufs ; ajouter les 3 jaunes, puis les blancs, à la sauce béchamel ;

4° Beurrer de petits moules allant au four et les remplir aux 2/3 de la préparation 3. Enfourner 6 minutes à four chaud. Servir de suite.

Même préparation pour les *soufflés aux petits pois, aux carottes nouvelles, aux cœurs d'artichauts, à la laitue, aux pommes de terre, au fromage*, etc.

387. **Soufflé à la vanille** (*à partir de 3 ans*). — Recette type : 75 grammes de farine de riz ; 125 grammes de sucre en poudre ; 1 litre 1/2 de lait ; 6 œufs ; vanille :

1° Faire bouillir 1 litre de lait avec le sucre et la vanille ;

2° Délayer la crème de riz avec le 1/2 litre de lait froid restant, l'ajouter à la préparation 1 lorsqu'elle est bien bouillante, en tournant sans cesse. Laisser cuire environ 10 minutes ;

3° Séparer les blancs et les jaunes de 6 œufs. Ajouter les jaunes à la préparation 2 après l'avoir retirée du feu. Battre les blancs en neige ferme et les ajouter aussi ;

4° Beurrer des timbales ou des coquilles supportant le feu, les remplir aux 3/4 de la préparation 3 et les placer au four chaud 15 à 20 minutes. Servir immédiatement.

On prépare de la même manière les *soufflés à l'arrow-root, à la phosphatine, au chocolat, au café, au citron*, etc.

388. **Soufflé au riz** (*à partir de 5 ans*). — Faites cuire 3 cuillerées de riz dans 1/2 litre de lait ; ajoutez 3 cuillerées de sucre en poudre, un peu de vanille ou de fleur d'oranger ; laissez refroidir un peu. Ajoutez 3 œufs dont les blancs battus en neige ferme et 2 blancs d'œufs en plus. Mettez le tout dans un plat à gratin, et faites monter au four 20 minutes. Servez de suite pour que le soufflé ne retombe pas.

Les soufflés à *la semoule, à la céravène*, etc., se préparent de la même façon.

389. **Soufflé aux abricots** (*à partir de 7 ans*). — 8 abricots cuits bien écrasés, 3 cuillerées de sucre en poudre, 3 blancs

montés en neige bien ferme. Mettre au four, dans un moule bien beurré, 8 à 10 minutes.

390. **Soufflé aux pommes** (*à partir de 5 ans*). — Faire cuire, avec sucre, 4 pommes, de façon à obtenir une marmelade, passer, remettre sur le feu et faire épaissir; retirer du feu et ajouter 3 blancs d'œufs battus en neige avec un peu de sucre en poudre; verser dans une timbale d'argent ou sur un plat en porcelaine allant au feu, mettre cuire à four doux 15 minutes.

391. **Soufflé aux bananes** (*à partir de 3 ans*). — Ajouter de la banane passée au tamis à la préparation d'un soufflé ordinaire.

LES PUDDINGS

392. **Pudding à la crème de lait** (*à partir de 3 ans*). — La crème Chantilly provenant de 1/4 de litre de crème de lait, 3 œufs, 1 cuillerée de très bonne farine, 2 cuillerées de sucre pulvérisé, vanille.

Mélanger doucement, à la crème fouettée, les 3 jaunes d'œufs, la farine, la vanille, le sucre pulvérisé et les blancs d'œufs battus en neige très dure. Verser cette préparation dans un moule beurré; enfourner 25 minutes.

393. **Pudding à la semoule** (*à partir de 3 ans*). — En ajoutant, à 1 litre de l'un des *potages aux pâtes*, 2 ou 3 œufs entiers bien battus, et en enfournant 20 à 30 minutes à four chaud, on obtient un *pudding* de *semoule,* de *tapioca,* de *riz,* de *sagou,* etc. Servir avec crème anglaise ou sauce aux fruits.

394. **Pudding soufflé** (*à partir de 3 ans*). — 100 grammes de beurre travaillé en pâte dans une casserole; ajouter 100 grammes de sucre et 100 grammes de farine tamisés. Délayer avec 3 décilitres de lait bouilli, puis cuire et dessécher. Retirer du feu, lier avec 5 jaunes d'œufs et 5 blancs pris en neige bien ferme. Verser en moule beurré, cuire au bain-marie.

395. **Pudding aux pommes** (*à partir de 5 ans*). — On peut ajouter à la préparation ci-dessus 250 grammes de marmelade de pommes.

396. **Pudding aux pruneaux** (*à partir de 5 ans*). — Préparer : 1° une purée de pruneaux bien tamisée (150 gr.); 2° 2 décilitres de riz cuit au lait et lié aux œufs. Mélanger le riz à la purée de pruneaux. Faire cuire au bain-marie dans un moule à pudding. Servir avec crème anglaise à la vanille.

397. **Pudding au citron** (*à partir de 7 ans*). — Procéder selon la recette n° 394 (pudding soufflé); ajouter 1 zeste de citron râpé et servir avec crème anglaise au citron.

398. **Pudding au chocolat** (*à partir de 10 ans*). — Faites fondre doucement 150 grammes de chocolat et 150 grammes de beurre frais. Ajoutez 120 grammes de sucre en poudre. Délayez à part 2 cuillerées de farine et 4 jaunes d'œufs que vous joignez au chocolat. Terminez en ajoutant 4 blancs battus en neige bien ferme. Faites le mélange rapidement et versez en moule beurré. Cuisson : 1 heure au bain-marie. Servez avec crème anglaise ou sauce au chocolat.

LES ENTREMETS AU RIZ

399. **Riz au lait** (*à partir de 3 ans*). — 100 grammes de riz, 1 litre de lait, 50 grammes de sucre, parfum (vanille ou fleur d'oranger).

Bien laver le riz, le mettre dans un récipient avec le lait, le sucre et le parfum. Laisser bouillir 1 heure 1/4 doucement.

400. **Gâteau de riz** (*à partir de 3 ans*). — A la préparation du riz au lait ajoutez 2 ou 3 œufs dont vous battrez les blancs en neige. Versez la préparation dans un moule beurré et enfournez 20 minutes.

On peut aussi le cuire au bain-marie. — Servir avec une crème à la vanille liquide. — Même préparation pour le *gâteau de semoule*.

401. **Bouchées de riz** (*à partir de 5 ans*). — Préparer du riz au lait non sucré; ajouter 2 jaunes d'œufs, les blancs battus en neige et verser dans de petits moules beurrés. Enfourner 15 à 20 minutes. Démouler et servir nature ou avec une béchamel ou une sauce mousseline.

402. **Croquettes de riz** (*à partir de 7 ans*). — Prendre des tranches de gâteau de riz, les passer dans la friture bouillante et les saupoudrer de sucre au moment de servir, ou mieux les disposer sur une tôle et les enfourner.

403. **Croquettes de céravène** (*à partir de 7 ans*). — Faites bouillir 6 cuillerées de semoule de céravène dans 1 litre de lait sucré et aromatisé; faites refroidir et ajoutez-y un œuf dont vous aurez battu le blanc en neige. Faites-en des boulettes que vous ferez frire; saupoudrez de sucre.

404. **Croquettes de riz diététiques** (*à partir de 5 ans*). — Faire cuire le riz au lait. Ajouter les jaunes et les blancs battus en neige. Déposer les croquettes sur une tôle beurrée et enfourner à four chaud 15 minutes.

Les croquettes à la *semoule*, au *tapioca*, etc., se préparent de la même manière.

405. **Riz aux pommes** (*à partir de 7 ans*). — Préparer 1 litre de riz au lait, et 1 compote de pommes avec 500 grammes de pommes. Disposer dans un plat beurré, par couches alternatives, le riz et les pommes. Finir par une couche de riz, semer à sa surface quelques parcelles de beurre, enfourner 15 minutes et servir chaud ou froid.

On prépare de même : riz aux abricots, à la gelée de groseilles, aux poires, etc.

LES GATEAUX ET LES BISCUITS

406. **Charlotte** (*à partir de 7 ans*). — Peler et couper en tranches minces quelques pommes, les mettre dans un moule, les couvrir de sucre pulvérisé, et les faire cuire 20 minutes au four. Prendre 1/4 de litre de crème double, ajouter 2 jaunes d'œufs, verser le tout sur les pommes et enfourner encore 10 minutes.

407. **Gâteau mousseline** (*à partir de 3 ans*). — Séparer 3 blancs d'œufs des jaunes, les battre en neige très ferme, ajouter *peu à peu* 3 cuillerées de sucre, puis 2 cuillerées de fécule. Battre les jaunes à part, les verser dans les blancs, continuer à battre le tout 10 minutes. Ajouter un zeste de citron râpé. Verser dans un moule beurré et enfourner à four chaud.

408. **Biscuit fin** (*à partir de 3 ans*). — 500 grammes de sucre en poudre, 150 grammes de belle farine, 150 grammes de fécule de pommes de terre, 10 œufs, un grain de sel, 40 grammes de sucre vanillé.

Mêler le sucre en poudre et le sucre vanillé aux jaunes d'œufs, travailler pendant 10 minutes. Ajouter alors les blancs en neige bien ferme, puis peu à peu la farine et la fécule. Bien mêler, mettre dans un moule bien beurré et enfourner à four chaud.

409. **Biscuit à la vanille** (*à partir de 3 ans*). — 250 grammes de sucre dont une partie vanillé, 90 grammes de farine, 90 grammes de fécule, 6 jaunes d'œufs, 6 blancs battus en neige, un grain de sel.

Travailler le sucre avec les jaunes; y ajouter les blancs fouettés, la farine et la fécule, bien mêler le tout. Faire cuire au moule ou sur plaque.

410. **Biscuit de Savoie** (*à partir de 5 ans*). — 250 grammes de sucre en poudre vanillé, 175 grammes moitié farine et moitié fécule, 7 jaunes d'œufs, 7 blancs fouettés, un grain

de sel. Fouettez le sucre avec les jaunes, ajoutez la farine, la fécule, le sel et les blancs fouettés. Enfournez à four doux.

411. **Biscuit à la crème** (*à partir de 5 ans*). — 6 blancs d'œufs, 22 grammes de farine, 10 grammes de sucre, 375 grammes de crème fouettée, un grain de sel.

Fouettez les blancs bien ferme. Ajoutez la farine et le sucre en même temps que la crème fouettée sucrée et vanillée. Faites cuire dans des moules beurrés et farinés.

412. **Biscuit au chocolat** (*à partir de 10 ans*). — 250 grammes de sucre vanillé, 62 grammes de chocolat en poudre, 125 grammes de farine, 50 grammes de fécule, 8 jaunes d'œufs, 5 blancs fouettés, un grain de sel.

Travaillez les jaunes avec le sucre; incorporez alors le chocolat et les blancs fouettés, la farine et la fécule. Faites cuire en moule ou sur plaque.

413. **Biscuit à l'abricot** (*à partir de 7 ans*). — 250 grammes de sucre en poudre, 125 grammes de fécule de pommes de terre, 100 grammes de marmelade d'abricots, 6 jaunes d'œufs, 2 blancs fouettés, un grain de sel.

Travailler les jaunes avec le sucre et la marmelade pendant 15 minutes. Mêler peu à peu les blancs fouettés et la fécule. Cuire sur plaques à four doux.

414. **Biscuits à la cuillère** (*à partir de 3 ans*). — 4 œufs frais; battre les jaunes, y mêlant un poids égal de sucre, un demi-zeste de citron râpé; fouetter les blancs en neige épaisse, les ajouter aux jaunes. Mêler peu à peu aux œufs 40 grammes de farine; étendre en largeur d'une cuillère une cuillerée de pâte sur du papier blanc, saupoudrer de sucre en poudre vanillé, et cuire à feu doux.

On peut les parfumer à la vanille, fleur d'oranger, etc.

415. **Biscuits aux fleurs d'oranger** (*à partir de 3 ans*). — Préparer une pâte avec 2 blancs d'œufs battus, 4 cuillerées de sucre en poudre, 2 cuillerées à bouche de farine, 1 cuillerée de fleurs d'oranger. Prendre une cuillerée à café de

cette pâte et l'étendre sur une feuille de papier. Cuire à four doux.

416. **Madeleines de Commercy** (*à partir de 7 ans*). — 250 grammes de sucre en poudre, 250 grammes de beurre, 250 grammes de farine, 5 œufs entiers, 2 cuillerées d'eau de fleurs d'oranger, 1 pincée de sel.

Disposez dans une terrine le sucre, la farine et les œufs, fouettez sur feu doux. Incorporez peu à peu le beurre et l'eau de fleurs d'oranger. Faites cuire à four doux dans des moules beurrés.

417. **Madeleines au riz** (*à partir de 5 ans*). — Mêlez 250 grammes de sucre en poudre vanillé, 180 grammes de farine de riz, 250 grammes de beurre fondu, 4 œufs entiers, un grain de sel. Cuisez à four modéré.

418. **Gâteaux digestifs** (*à partir de 3 ans*). — 250 grammes de farine, 250 grammes d'œufs, 250 grammes de sucre. Mettez la farine et le sucre dans une terrine avec une pincée de sel; ajoutez peu à peu les œufs. Travaillez le tout vigoureusement 10 minutes; formez-en de petits ronds sur des plaques beurrées et farinées; posez sur chaque gâteau un grain d'anis; cuisez-les à four modéré.

419. **Pains d'Écosse** (*à partir de 5 ans*). — Fouettez 1/4 de litre de crème double. Mêlez-y 50 grammes de sucre vanillé, autant de farine, 4 blancs d'œufs fouettés. Couchez les gâteaux comme des biscuits à la cuillère. Cuisez à four doux.

420. **Langues de chat à la vanille** (*à partir de 3 ans*). — Mettre 100 grammes de sucre dans une terrine avec 1/2 cuillerée à café de poudre de vanille, ajouter peu à peu 1/2 verre de crème, incorporer 100 grammes de farine, ajouter 2 blancs d'œufs battus en neige très ferme. Beurrer légèrement un cornet, y verser la pâte et former sur la tôle des sortes de petites langues, assez distantes les unes des autres. Cuisson au four assez chaud : 20 minutes.

421. **Langues de chat à l'orange** (*à partir de 5 ans*). — Procéder comme ci-dessus. Parfumer avec le zeste râpé d'une orange.

422. **Gâteaux secs pour le thé** (*à partir de 7 ans*). — 500 grammes de farine tamisée, faites une fontaine, mettez 10 grammes de sucre, 10 grammes de sel, 2 œufs, 1 décilitre de crème. Mélangez à la spatule. Ajoutez 300 grammes de beurre. Pétrissez en ajoutant encore 1 décilitre de crème. Laissez reposer 1/2 heure. Divisez en parties de 60 grammes. Aplatissez en galettes, rayez, dorez; faites cuire 20 minutes environ.

423. **Sablé normand** (*à partir de 7 ans*). — Beurre, sucre et farine, en quantités égales. Rouler le beurre avec le sucre, y joindre la farine de la même manière en travaillant la pâte le moins possible. Étendre au rouleau. Découper. Mettre à four peu chaud 3/4 d'heure.

424. **Galettes mi-sel** (*à partir de 7 ans*). — Tamiser 500 grammes de farine de gruau, faire au centre une fontaine, y mettre 15 grammes de sel gris, 250 grammes de sucre semoule, 1/2 verre de lait, 2 jaunes d'œufs, remuer; ajouter 150 grammes de beurre ramolli; couvrir la pâte d'un linge et la laisser monter 1 heure. Abaisser la pâte, la découper en galettes rondes, les dorer, enfourner 15 minutes.

425. **Galette normande** (*à partir de 7 ans*). — 500 grammes de farine, 280 grammes de beurre, 100 grammes de sucre, 10 grammes de cannelle, 2 jaunes d'œufs, 1 pincée de sel. Pétrir le tout ensemble sans une goutte d'eau, découper et faire cuire à four doux 20 à 30 minutes.

426. **Gaufres à la Chantilly** (*à partir de 7 ans*). — 125 grammes de sucre, 125 grammes de farine, 4 jaunes d'œufs, 4 blancs fouettés, 1/4 de litre de crème fouettée (sans sucre), 1 cuillerée de sucre en poudre vanillé, 1 grain de sel.

Mêlez le beurre à demi fondu aux jaunes d'œufs. Ajoutez la farine, les blancs en neige, puis la crème fouettée. Chauffez un gaufrier creux, graissez-le. Lorsqu'il est chaud, étalez sur l'un des côtés une couche de la préparation. Ne pas trop remplir. Fermez-le et posez-le sur un trépied au-dessus d'un fourneau afin qu'il ne touche pas au feu qui doit être modéré. Retournez souvent le gaufrier et ne l'ouvrez que quand la gaufre est sèche et de belle couleur. Saupoudrez de sucre vanillé.

427. **Gaufres à la vanille** (*à partir de 5 ans*). — Battre 3 œufs entiers, ajouter 1/2 litre de lait, 200 gr. de sucre en poudre, 20 grammes de vanille en poudre. Tamiser. Y ajouter peu à peu 300 gr. de fleur de farine. Bien mélanger pour éviter les grumeaux. Laisser reposer 1/2 heure. Pour cuisson, comme ci-dessus.

LES BEIGNETS (*à partir de 7 ans*)

428. **Beignets d'abricots**. — Séparez chacun des abricots en 2 parties, saupoudrez de sucre et arrosez-les avec 2 cuillerées de kirsch, laissez macérer quelques minutes. Trempez-les un à un dans la pâte à frire (1) et plongez-les dans la friture chaude. Saupoudrez-les de sucre vanillé.

429. **Beignets de bananes**. — Couper les bananes en longues tranches, les faire macérer dans du sucre pendant 1 heure, les tremper dans une pâte à frire, et les plonger dans la friture bouillante. Les saupoudrer de sucre.

430. **Beignets de fraises**. — Choisissez de grosses fraises, masquez-les d'une légère couche de marmelade d'abricots, passez-les dans des macarons écrasés, trempez-les ensuite

(1) *Pâte à frire.* Délayer 4 cuillerées de farine dans 1 demi-verre de lait, 1 cuillerée d'huile, 2 jaunes d'œufs, 3 blancs battus en neige et une pincée de sel, bien travailler à la cuillère.

Pour les fritures, employer *de l'huile* parfaitement épurée ou du beurre clarifié.

une à une dans la pâte à frire et plongez-les dans la friture chaude. Égouttez et roulez dans du sucre vanillé.

431. **Beignets de pêches.** — Retirez la peau et les noyaux des pêches; divisez-les en quartiers que vous saupoudrez de sucre vanillé. Trempez-les ensuite dans une pâte à frire et plongez-les dans la friture bouillante. Saupoudrez de sucre et servez.

432. **Beignets de pommes.** — Pelez des pommes reinettes, coupez-les en tranches transversales de 8 millimètres d'épaisseur; videz-les sur le centre et saupoudrez-les de sucre vanillé, arrosez-les avec 2 cuillerées de cognac, laissez macérer 10 minutes. Trempez-les une à une dans la pâte à frire et plongez-les dans la friture chaude. Saupoudrez de sucre.

LES FROMAGES

Les seuls fromages *permis* aux enfants sont les *fromages à la crème* très frais, sucrés ou salés. A la rigueur, sont permis *dans la troisième enfance :* le brie (vrai), le camembert (vrai), le coulommiers, le pont-l'évêque, le hollande, le port-salut, le gruyère emmenthal.

Les fromages sont des aliments *très nutritifs, peptogènes;* ils possèdent une action stimulante qui favorise la digestion du lait et des féculents.

Les fromages frais sont indiqués dans les entérites de l'enfance.

CHOIX DES FROMAGES

Fromage à la crème. — *Bonne qualité :* jaune pâle. *Qualité défectueuse :* bleuâtre. *Saison :* printemps et été.

Bondon, gournay, neufchâtel. — *Bonne qualité :* croûte bien fleurie, blanche, tirant sur le bleu, pâte grasse et jaune. *Saison :* printemps et été.

Brie. — *Bonne qualité :* moelleux, tendre sous le doigt sans être coulant; la pâte d'une couleur jaune pâle; la croûte ni trop rouge, ni trop bleue, ni trop blanche, mais présentant un mélange de ces trois couleurs. *Saison :* du 1er octobre au 1er avril.

Coulommiers. — *Bonne qualité :* croûte bien fleurie, blanche, tirant légèrement sur le gris, onctueux au toucher, et pâte jaune d'or. *Saison :* printemps, été.

Camembert. — *Bonne qualité :* moelleux, tendre sous la pression du doigt, sans être coulant ; la croûte bien ressuyée, mince et plutôt rougeâtre ; la pâte jaune pâle, bien lisse, sans yeux. *Saison :* du 1er décembre à fin mars.

Hollande. — *Bonne qualité :* pâte jaune rougeâtre, bien grasse, tendre sous le doigt, sans trous. *Saison :* été.

Port-salut. — *Bonne qualité :* pâte grasse, jaune, bien moelleux, lisse, sans yeux. *Saison :* été.

Gruyère emmenthal. — *Bonne qualité :* pâte jaune clair, grasse, ne s'émiettant pas entre les doigts ; les yeux grands, réguliers et cependant pas trop nombreux. *Saison :* juillet, août et septembre.

IX. - Les Fruits

LES FRUITS FRAIS

Valeur alimentaire. Les fruits frais se rapprochent beaucoup des légumes verts par leur composition ; ce sont des aliments d'épargne, des *générateurs d'énergie ;* par leurs sels de potasse, ils réalisent une *cure alcaline ;* ils sont *laxatifs* et *diurétiques, antiscorbutiques.*

Les fruits doivent être mangés de préférence cuits ; crus, ils provoquent souvent chez l'enfant des entérites. La cuisson les stérilise, augmente leur digestibilité et leur pouvoir nutritif.

Les fruits permis aux enfants peuvent être divisés en plusieurs classes :

1° *Fruits acides* (ananas, cerises, groseilles, orange) ;
2° *Fruits acidulés* (fraise, framboise, pêche, pomme, abricot) ;
3° *Fruits astringents* (coing, myrtille, nèfle) ;
4° *Fruits sucrés* (banane, datte, figue, poire, prune, raisin).

ABRICOT. — L'abricot se rapproche de la pêche par sa composition et par sa digestibilité. Se souvenir que le noyau contient une ou deux amandes riches en acide prussique ou cyanhydriqne, violent poison.

ANANAS. — Fruit acidulé, très digestible, qui renferme beaucoup de sucre.

BANANE. — La banane est un véritable *fruit-aliment*. La *farine de bananes* a souvent une saveur peu agréable qui tient à une acidité végétale élevée (*bouillies*, *soufflés*).

CERISE. — Les cerises sont des fruits aqueux, très acidulés, à enveloppe fibro-celluleuse peu digestible ; elles contiennent de la potasse, du phosphore, du fer. Diurétiques, un peu laxatives, les cerises, même douces, sont défendues dans les entérites. Les *cerises aigres* sont *interdites* aux enfants.

COING. — Le coing est un fruit astringent, utile aux diarrhéiques.

DATTE. — La datte est très nutritive (51 pour 100 de sucre) et digestible ; permise en petites quantités (*fruit-aliment*).

FIGUE. — La figue fraîche et très mûre est nutritive ; elle contient des traces de manganèse. Les meilleures figues sont les petites blanches et les violettes courtes de Provence.

FRAISE. — La fraise contient de la soude, de la chaux et du fer : de tous les fruits, elle est le plus riche *en fer*. Peu nutritive, la fraise est diurétique et laxative (cure de fraises des *bois* pour les constipés et arthritiques, les chloro anémiques).

FRAMBOISE. — Fruit acidulé, la framboise est de digestibilité moyenne. Les framboises blanches sont moins acides que les rouges.

GROSEILLE. — Fruit acide, renfermant de l'acide citrique et du fer. Les groseilles blanches sont moins acides, les cassis et les groseilles à maquereau sont défendus.

MYRTILLE. — Fruit acide et astringent, préconisé dans l'entérite muco-membraneuse à l'état frais ou sous forme de compote au jus léger.

NÈFLE. — Fruit astringent dont les graines contiennent de l'acide cyanhydrique. Toléré aux grands enfants sous réserves.

ORANGE. — Fruit acide, très rafraîchissant; une belle Valence renferme moins de sucre que 10 grammes de pain. Les meilleures oranges sont les oranges douces et les mandarines.

PÊCHE. — La pêche crue est un fruit froid, peu digestible; elle est permise, de préférence cuite, chez les enfants âgés de plus de 5 ans; les amandes des pêches contiennent de l'acide cyanhydrique.

POIRE. — La poire contient peu d'amidon, beaucoup de sucre, des traces de manganèse; elle se digère mieux que la pomme. Les poires fondantes, non acides, sont les seules permises.

POMME. — La pomme est pauvre en sucre. riche en phosphates, laxative; les pommes douces ou à couteau, les reinettes (sauf la reinette d'api) sont les seules permises.

PRUNE. — La prune est un fruit froid, lourd, très riche en eau, contenant des traces de manganèse, laxatif, permis aux grands enfants. Les pruneaux sont nutritifs et laxatifs.

RAISIN. — Le raisin blanc (chasselas de Fontainebleau) est permis à partir de 4 ans (le laver grappe à grappe à l'eau bouillie; rejeter peau et pépins). Le raisin coutient de 15 à 20-24 pour 100 de sucre, des phosphates, du fer, du manganèse.

CURES DE FRUITS CHEZ LES ENFANTS

Cure de raisins : constipation habituelle, gravelle, scorbut, néphrites, anémies.

Cure de myrtilles : entérite muco-membraneuse.

Cure de citron : scorbut infantile, rhumatisme.

LES FRUITS SECS

Ils ont une *valeur alimentaire* élevée, mais sont peu digestibles. Les amandes, noix, noisettes, marrons, olives, etc., sont en général mal mâchés et mal digérés par les enfants ; ils sont interdits au-dessous de 10 ans ; au-dessus de cet âge, ils sont tolérés sous réserves en petites quantités.

PRÉPARATIONS CULINAIRES DES FRUITS

DIFFÉRENTES CUISSONS DU SUCRE

Cuisson à la nappe. — Le sucre est dit cuit *à la nappe* quand, en y trempant et retirant aussitôt l'écumoire, on le voit s'étendre en nappe à la surface de celle-ci.

Cuisson au lissé. — Le sirop est cuit *au lissé* lorsqu'en en prenant un peu avec le pouce et l'index il se forme un fil entre les deux doigts écartés.

Cuisson au perlé. — Le sirop est cuit *au perlé* quand on voit se former de petites perles dans les gouttes de sirop qui découlent de l'écumoire.

Cuisson au boulé. — Le sirop est cuit *au boulé* quand, le doigt étant trempé dans l'eau froide puis dans le sucre, et reporté dans l'eau, il reste assez de sucre après le doigt pour former une boulette.

Sirop à 10°. — On obtient un sirop à 10° (pour fruits

cuits) en mettant 100 grammes de sucre pour 4 décilitres d'eau. Écumer dès l'ébullition et tamiser finement.

Les compotes

433. **Compote d'abricots** (*à partir de 5 ans*). — Ouvrir 10 abricots bien mûrs, enlever les noyaux, les mettre cuire 10 minutes dans 3 décilitres de sirop bouillant; laisser refroidir dans la cuisson.

434. **Compote d'ananas** (*à partir de 7 ans*). — Peler un ananas bien mûr; le diviser dans le sens de la longueur pour retirer la partie fibreuse du milieu. Couper chaque moitié en 12 tranches régulières. Mettre cuire 30 minutes dans un sirop à 10°. Laisser refroidir dans la cuisson.

435. **Compote de bananes** (*à partir de 3 ans*). — Peler 2 bananes. Mettre cuire 10 minutes dans 1 décilitre de sirop à 10°. Laisser refroidir dans la cuisson.

436. **Compote de figues fraîches** (*à partir de 7 ans*). — Piquez les figues avec une aiguille et faites-les dégorger quelques heures à l'eau froide. Cuisez-les à l'eau jusqu'à ce qu'elles soient attendries. Égouttez-les. Dressez-les sur un compotier et versez dessus un sirop à 20 degrés à la vanille.

437. **Compote de fraises** (*à partir de 7 ans*). — Laver une livre de fraises anglaises bien rouges, ôter les queues. Mettre dans un poêlon 1/4 de sucre, 1/2 verre d'eau; faire cuire *au boulé;* y jeter les fraises 5 minutes.

438. **Compote de framboises** (*à partir de 7 ans*). — Faites un sirop au boulé. Ajoutez les framboises. Retirez le poêlon sur le côté du feu. Laissez refroidir et dressez ensuite la compote.

439. **Compote d'oranges** (*à partir de 7 ans*). — Préparer un sirop à 10°; quand il est bouillant, y jeter les *quartiers* d'oranges, retirer le poêlon du feu, laisser couvert 20 minutes.

440. **Compote de pêches** (*à partir de 5 ans*). — Prendre un poids de sucre égal au poids du fruit épluché. Mettre ce sucre dans une casserole, le mouiller d'eau, laisser fondre, chauffer, et quand il perle y jeter les pêches avec une gousse de vanille; après 10 minutes les enlever. Faire réduire le sirop de sucre et le verser dessus.

441. **Compote de poires** (*à partir de 7 ans*). — Les mettre cuire avec la moitié ou le quart de leur poids de sucre mouillé dans de l'eau; faire bouillir lentement jusqu'à ce qu'elles soient bien tendres. Ajouter au choix zeste de citron, cannelle, vanille, etc.

442. **Compote de pommes** (*à partir de 3 ans*). — Placer les pommes en rond au fond d'une casserole, mettre 2 ou 3 morceaux de sucre par pomme, les couvrir d'eau, faire bouillir très lentement jusqu'à ce que les 2/3 du sirop soient consommés; ne pas laisser attacher.

443. **Compote de pruneaux** (*à partir de 3 ans*). — Faire tremper à l'eau froide, 5 à 6 heures, 200 grammes de pruneaux. Les mettre cuire avec 3 décilitres d'eau et 25 à 30 grammes de sucre; opérer par ébullition imperceptible. Laisser refroidir dans la cuisson.

444. **Compote de reines-Claude** [ou de mirabelles] (*à partir de 7 ans*). — Piquer les prunes avec une fourchette, les plonger à l'eau bouillante et faire bouillir 5 minutes; égoutter et placer dans un compotier. Les couvrir d'un sirop vanillé à 10°.

445. **Compote de muscat** (*à partir de 7 ans*). — Prendre des grains de gros raisin muscat, enlever la peau et les jeter 3 minutes dans du sirop bouillant au petit lissé, c'est-à-dire formant un fil entre le pouce et l'index écartés.

Les marmelades

446. **Marmelade de bananes** (*à partir de 3 ans*) [*pour 2 bananes*]. — Les peler et diviser en petits morceaux. Mettre

cuire 250 grammes d'eau avec une quantité de sucre égale aux 3/4 de leur poids. Au bout de 3 minutes d'ébullition, y jeter les bananes; laisser cuire 1/4 d'heure. Passer au tamis.

447. **Marmelade de figues** (*à partir de 7 ans*). — Faites cuire à feu modéré les figues avec 1/2 de leur poids en sucre; quand l'ébullition commence, ajoutez vanille en poudre ou autre parfum. Mélangez bien et laissez cuire jusqu'à consistance voulue.

448. **Marmelade de pêches** (*à partir de 5 ans*). — Éplucher des pêches, les couper en petits morceaux, les faire fondre, les tamiser. Peser la purée, y ajouter la moitié de son poids de sucre, un morceau de vanille. Cuire jusqu'*à la nappe*.

449. **Marmelade de poires** (*à partir de 7 ans*). — Mettre les quartiers de poires dans une casserole avec très peu d'eau et une poignée de sucre; quand elles ont bouilli et réduit leur humidité, les passer au tamis, et peser la purée; pour 1 kilogramme de purée ajouter 3/4 de sucre cassé, vanille ou zeste de citron, remettre sur feu vif et faire réduire jusqu'à la nappe.

450. **Marmelade de pommes** (*à partir de 3 ans*). — Mettre les quartiers de pommes dans une casserole avec très peu d'eau et une poignée de sucre, couvrir et faire cuire à petit feu; passer au tamis, peser la purée et y ajouter 3/4 de son poids en sucre, remettre au feu avec zeste de citron, et faire réduire.

Les confitures

451. **Confiture de fraises** (*à partir de 7 ans*). — Pour 1 livre de *purée* de fraises, 1 livre de sucre; mettre dans une bassine le sucre dissous dans 1 verre d'eau, le cuire *au boulé;* ajouter la purée et faire réduire à feu lent jusqu'à la nappe.

452. **Confiture d'abricots** (*à partir de 7 ans*). — Laisser mariner une nuit dans un endroit frais les *morceaux* d'abricots placés par couches saupoudrées de sucre (pour 1 livre d'abricots 1/2 livre de sucre). Verser dans une bassine, cuire à feu doux jusqu'à ce que le jus soit absorbé et que la confiture tombe *en nappe*.

Les gelées

453. **Gelée d'abricots** (*à partir de 7 ans*). — Retirez les noyaux des abricots. Mettez ceux-ci dans une bassine avec de l'eau au ras des fruits et cuisez-les jusqu'à ce qu'ils fondent. Recueillez le jus et mêlez-y la moitié de son poids de jus de pommes; ajoutez 700 grammes de sucre par litre de liquide. Cuisez la gelée à la nappe.

454. **Gelée de coings** (*préparation diététique*). — Prendre des coings bien mûrs coupés en tranches et cuits avec 1 litre 3/4 d'eau par kilogramme de fruits. Égoutter sans presser. Remettre le jus en bassine avec 800 grammes de sucre au litre, et cuire à la nappe en remuant.

455. **Gelée de framboises** (*à partir de 7 ans*). — Se prépare comme la gelée de groseilles : on y ajoute un cinquième de groseilles blanches.

456. **Gelée de groseilles** (*à partir de 7 ans*). — Prendre 2/3 de groseilles rouges, 1/3 de groseilles blanches et 80 grammes de framboises par 500 grammes de fruits. Passer le jus au tamis très fin. Cuire à la nappe avec 800 grammes de sucre au litre de jus.

La *gelée de groseilles blanches* se prépare de la même façon.

457. **Gelée d'oranges** (*à partir de 7 ans*). — Jeter le jus des oranges et un poids égal de sucre dans moitié de gelée de pommes; faire cuire à la nappe en écumant souvent.

458. **Gelée de pommes** (*à partir de 3 ans*). — Peler et partager par quartiers les pommes; les couvrir d'eau. Les mettre

cuire jusqu'à ce qu'elles fondent. Passer le jus sur un tamis très fin. Y ajouter son poids égal de sucre très blanc, une gousse de vanille; faire cuire jusqu'à consistance voulue.

459. **Gelée de rhubarbe** (*à partir de 5 ans*). — Peler les tiges de rhubarbe, les couper en dés, les mettre cuire à feu doux 15 minutes; égoutter sur un tamis, peser le jus, y ajouter poids égal de sucre, et faire bouillir à feu vif 20 minutes.

Préparations de fruits cuits

460. **Bananes au beurre** (*à partir de 3 ans*). — Peler et fendre par le milieu des bananes mûres; les placer avec beurre fin dans un plat à feu doux 10 minutes. Les saupoudrer de sucre pour servir.

461. **Nèfles au beurre** (*à partir de 10 ans*). — Faire fondre du beurre et quand il est blanc y jeter les nèfles (sans couronne et ailes), ajouter sucre en poudre, faire bouillir, mouiller avec un peu d'eau, laisser réduire et servir tiède.

462. **Pommes à la semoule** (*à partir de 3 ans*). — Même méthode que pour pommes à la Condé (Voir n° 463). Dresser sur semoule au lait liée aux jaunes d'œufs.

463. **Pommes à la Condé** (*à partir de 7 ans*). — Faites cuire, 1 heure à feu doux, 250 grammes de riz dans 1 litre de lait avec vanille ou citron. Ajoutez 100 grammes de sucre et une noix de beurre; liez avec 2 jaunes d'œufs; formez une couronne sur un plat, enduisez-la d'une légère couche de marmelade d'abricots. Placez au milieu des pommes cuites en compote. Mettez au feu 20 minutes et servez chaud.

On peut préparer de même façon *les poires, les pêches* et *les abricots*.

464. **Pommes au four** (*à partir de 5 ans*). — Vider de belles pommes, emplir le centre de sucre en poudre, pincée de cannelle; arroser de beurre fondu ou d'eau et cuire au four 1/2 heure.

465. **Pommes à la portugaise** (*à partir de 7 ans*). — Même préparation; remplir le creux des pommes de gelée de groseilles ou d'abricots.

466. **Agénois Chantilly** (*à partir de 7 ans*). — Préparer une purée de pruneaux ; en étendre une couche épaisse sur un plat, la saupoudrer de sucre, laisser refroidir et ajouter au moment de servir une crème fouettée parfumée à la vanille et sucrée.

467. **Crème aux fraises** (*à partir de 7 ans*). — Faites bouillir 1/2 litre de lait, 125 grammes de sucre, vanille; ajoutez 8 jaunes d'œufs battus, tournez sur feu doux jusqu'à épaississement. Laissez refroidir en récipient de verre dans un endroit frais.

Préparez une purée de fraises des bois. Battez les 8 blancs en neige ferme et sucrez-les avec 100 grammes de sucre en poudre; mêlez-y les fraises écrasées et versez au-dessus de la crème cuite. Disposez, en couronne sur le tout, des fraises des bois roulées dans du sucre.

468. **Sauce aux fruits frais** (*à partir de 7 ans*). — Faites étuver dans un peu d'eau 1 livre de fraises avec 1/2 livre de sucre, tamisez, ajoutez 1 cuillerée de fécule délayée dans un peu d'eau froide. Faites étuver le tout 10 minutes.

Les sauces aux *prunes*, *pêches* se préparent de la même façon. La sauce aux fruits est servie avec des puddings.

Préparations diététiques

(Régime des dyspeptiques et des entéritiques)

469. **Purée de fruits** (*pommes, poires, pêches, prunes, pruneaux*). — Faites cuire les fruits à l'eau, passez-les dans une passoire et sucrez.

470. **Compotes au jus léger** (*mêmes fruits*). — Faites cuire les fruits dans une quantité d'eau suffisante pour qu'ils ne s'attachent pas au fond de la casserole, sucrez.

X. — Les Boissons

BOISSONS AQUEUSES

I. — Eau naturelle

L'eau choisie pour les enfants doit être l'eau de source, non polluée, et, à défaut, de l'eau bouillie ou stérilisée, sucrée ou non.

L'eau de source doit être bue à 12° ou 13°; l'eau glacée provoque des indigestions.

471. **Stérilisation de l'eau.** — La faire bouillir 35 à 40 minutes. La faire refroidir. Pour l'aérer, la faire tomber de haut autant que possible goutte à goutte, ou bien l'agiter assez longtemps.

II. — Eaux minérales de table

Les eaux minérales de table, même indifférentes, sont toujours des eaux médicamenteuses.

III. — Infusions

Les infusions sont douées de propriétés stimulantes et digestives.

472. **Tilleul.** — 1 pincée pour 1 tasse d'eau bouillante et laisser infuser 10 bonnes minutes en vase couvert.

473. **Oranger.** — 1 feuille pour 1 tasse; même infusion.

474. **Camomille.** — 2 têtes pour 1 tasse; même infusion.

475. **Menthe.** — 1 pincée pour 1 tasse; même infusion.

476. **Oranges amères.** — 1 ou 2 morceaux de 1 centimètre carré par tasse; laisser infuser 10 bonnes minutes.

477. **Houblon.** — 2 ou 3 cônes par tasse d'eau bouillante et laisser infuser 10 minutes en vase couvert.

478. **Orge, malt, gland doux.** — 1/2 cuillère à 1 cuillère à café pour 1 tasse d'eau bouillante; préparer comme le café.

IV. — Limonades — Boissons de fruits

479. **Limonades à froid.** — Exprimer le suc du fruit (citron, orange) ou des fruits (framboises, groseilles, etc.) dans un verre; additionner de bonne eau pure et de sucre en poudre.

480. **Limonades à chaud.** — Couper en tranches le fruit (citron, pomme, etc.), ajouter quelques morceaux de sucre, un parfum (cannelle ou vanille), l'eau bouillante, couvrir hermétiquement 1 ou 2 heures, filtrer et servir.

481. **Limonade citrique.** — 100 grammes de sirop de limon; 900 grammes de bonne eau pure; mélanger le tout.

On peut préparer d'autres boissons acidulées, en remplaçant le sirop de citron par du sirop de framboises, de cerises, de groseilles, etc.

Les limonades sont surtout utilisées dans les périodes fébriles des maladies infectieuses de l'enfance (fièvres éruptives, etc.).

Les jus de raisins frais, de cerises, citrons, oranges, myrtilles, fraises, etc., sont des boissons alimentaires et thérapeutiques utiles.

V. — Décoctions de céréales

Les décoctions de céréales sont de véritables *aliments, vecteurs de phosphates*, utiles aux enfants anémiques, atrophiques, rachitiques, dyspeptiques, convalescents, typhiques, ou en état de croissance.

482. **Décoction de céréales.** — Froment, seigle, avoine, orge, maïs, son, une cuillère à soupe de chacun; torréfier légèrement au four ou sur une tôle rougie; moudre au moulin à café, ou broyer et réduire en pulpe au mortier. Ajouter 1 litre d'eau, faire bouillir 2 heures et réduire à moitié environ; passer sur une étamine et ajouter eau, quantité suffisante pour 1 litre. Conserver en flacon lavé à l'eau bouillante.

Cette décoction *fraîche* peut être versée dans le lait, la bouillie ou le potage destiné à l'enfant ; elle peut être additionnée de sucre, de jaunes ou blancs d'œufs, d'un sirop.

La décoction d'orge et d'avoine, le bouillon de riz, le bouillon végétal (formule du Dr Comby) ne diffèrent que par la formule et leur plus ou moins grande valeur alimentaire. (Voir nos 96 et 97.)

BOISSONS FERMENTÉES

De toutes les boissons, il en est deux qui peuvent suffire à l'enfant : ce sont l'*eau* et le *lait*. Les boissons fermentées doivent être prises à *doses modérées*.

I. — Vin

Le vin naturel est un *aliment*, un *tonique* et un *excitant*, qui doit être donné aux enfants avec parcimonie et largement dilué d'eau.

Les *vins blancs de Bordeaux légers*, non mousseux, sont seuls permis aux enfants à partir de 7 ans.

De 3 à 7 ans, l'eau sucrée, les infusions sucrées, les jus de fruits, les décoctions de céréales, le lait, sont les meilleures boissons.

De 7 à 15 ans, le vin doit être donné *coupé d'eau*.

La quantité permise sera approximativement *par jour :*

De 5 à 7 ans : 1/2 verre avec eau.
De 8 à 10 ans : 3/4 verre —
De 10 à 12 ans : 1 verre —
De 12 à 15 ans : 1 verre et demi avec eau.

II. — Bière

La bière est un aliment presque digéré ; elle est plus nutritive que le vin et plus riche en sels (principalement phosphates de potasse) ; mais c'est une boisson froide, une boisson d'été. Les bières renfermant plus de 4 p. 100 d'alcool sont interdites aux enfants. La bière doit être coupée d'eau. La quantité permise par jour est en moyenne :

De 7 à 12 ans : 1 verre et demi.
De 12 à 15 ans : 2 verres.

III. — Cidre

Le cidre est une boisson médiocre, qui cause souvent chez les enfants des troubles digestifs. Les cidres doux contiennent 1 à 1,70 p. 100 d'alcool, les *cidres faits* 5 à 6 p. 100. Doses pour la troisième enfance : 20 à 25 centilitres par jour.

BOISSONS ALCALOÏDIQUES

Le café, le thé, le cacao, le chocolat sont des boissons alcaloïdiques ou excitantes permises, *à titre exceptionnel, aux grands enfants.*

I. — Thé

Le *thé* est moins excitant que le café ; sa teneur élevée en acide tannique le rend constipant. Il est utile chez les grands enfants dont la nutrition est languissante (au repas de midi).

483. **Préparation du thé.** — 1° *Échauffer* la théière et les tasses au moyen d'*eau bouillante* que l'on y verse et que l'on y maintient quelques minutes.

2° Après avoir égoutté la théière, y mettre le thé, la remplir d'eau bouillante et laisser infuser 6 à 8 minutes. Verser dans les tasses.

Le thé doit être coupé, de préférence, de lait.

484. **Thé aux jaunes d'œufs.** — Préparer le thé d'après la façon indiquée ; laisser refroidir jusqu'au-dessous de 40° et le verser peu à peu sur le jaune d'œuf en obtenant par battage continu une émulsion bien homogène.

II. — Café

Le *café* est un *stimulant nerveux, cardiaque, digestif*, permis aux grands enfants sains sous forme de *café au lait*, qui est légèrement laxatif.

485. **Préparation du café.** — 15 grammes de café en poudre pour une tasse de café. Verser sur le café l'eau bien *bouillante*, par petites quantités. Laisser un peu reposer et servir.

III. — Cacao — Chocolat

Ce sont des aliments 1° *très nutritifs*, grâce à leur teneur élevée en sucres, en graisses et en substances azotées, donc de digestion difficile ; 2° *excitants* par la théobromine et les substances extractives qu'ils renferment. Ce sont des *aliments de sport*, permis seulement aux grands enfants sains.

486. **Chocolat au lait.** — Prendre un des morceaux demi-cylindriques dont se compose une tablette, le mettre fondre sur le feu dans trois cuillerées de lait, et remuer jusqu'à ce que le tout soit parfaitement dissous, puis ajouter la quantité de lait ordinaire pour une tasse à déjeuner de moyenne grandeur, et laisser bouillir environ 10 minutes.

487. **Chocolat à l'eau.** — On prépare de même le chocolat à l'eau.

488. **Cacao au lait.** — Mettre dans une tasse une bonne cuillerée à café de cacao et le double de sucre en poudre. Délayer le tout avec un peu d'eau bouillante, ajouter du lait chaud, agiter et servir.

489. **Cacao à l'eau.** *Même préparation.* — Il est plus léger.

En été, le cacao peut se consommer tiède et même froid ; pour ce cas, préparer comme il est dit ci-dessus et laisser refroidir naturellement.

Le cacao à l'avoine est un mélange de farine d'avoine et de cacao dégraissé. Même préparation.

XI. — Le Lait et ses dérivés

LAIT DE FEMME
SA COMPOSITION MOYENNE PAR LITRE

	LAIT JEUNE (2e ET 3e SEMAINES).	LAIT A MATURITÉ.
Densité.	1032	1032
Extrait sec.	124,11	128,27
Sels minéraux	2,71	1,93
Beurre.	30,20	37,78
Lactose	64,09	70,99
Albuminoïdes, extractif.	27,11	17,57
Eau	907,89	903,70

Mode de prélèvement du lait de femme pour l'analyse. Prélever 20 centimètres cubes au commencement d'une tétée du matin, 20 centimètres cubes au milieu d'une tétée de midi, et 20 centimètres cubes à la fin d'une tétée de la soirée; mélanger les *trois prises* pour l'analyse.

LAIT DE VACHE — COMPOSITION MOYENNE

Le Conseil d'hygiène de la Seine fixe ainsi la composition centésimale moyenne du lait de vache :

Pour 100 parties :		
	Densité.	1033
	Degré au crémomètre.	10
	Extrait sec	13
	Extrait dégraissé . . .	9
	Eau.	87
	Beurre.	4
	Caséine et albumine.	3,40
	Lactose.	5
	Sels minéraux.	0,60

La *classification des laits de vache* destinés à l'alimentation des jeunes enfants est la suivante :

Lait très bon :	plus de 40 grammes de beurre par litre.			
— bon :	35 à 40	—	—	—
— médiocre :	30 à 35	—	—	—
— à rejeter :	moins de 30 grammes de beurre par litre.			

Analyse du lait de vache. — La crème monte à la surface du lait abandonné au repos; aussi convient-il d'agiter le vase dans lequel il est contenu avant d'y puiser l'échantillon destiné à l'analyse.

PRÉPARATIONS CULINAIRES DU LAIT

490. **Stérilisation du lait.** — (Voir page 129.)

491. **Pasteurisation du lait.** — (Voir page 129.)

492. **Lait à la vanille.** — 1/2 litre de lait, 1/4 de gousse de vanille. Couper la vanille par petits morceaux, faire bouillir avec le lait et passer.

On peut remplacer la vanille par un morceau de *cannelle*, ou quelques grains d'*anis* enveloppés dans une mousseline.

493. **Lait au café.** — C'est du lait additionné d'une décoction de café.

494. **Thé au lait.** — (Voir n° 483.)

495. **Lait de poule.** — Mettre le jaune d'œuf avec le sucre et l'eau de fleurs d'oranger, verser dessus en remuant l'eau ou le lait bouilli et légèrement refroidi.

LES DÉRIVÉS DU LAIT

Ce sont tous des *aliments-médicaments*.

I. — Lait écrémé

Le lait écrémé est plus digeste que le lait ordinaire (enfants dyspeptiques, hépatiques; convalescences des gastro-entérites où il peut remplacer en hiver le babeurre).

496. **Préparation du lait écrémé.** — Verser le lait dans un récipient très propre et le laisser reposer ; au bout de 10 ou 12 heures, la crème surnage et il suffit de l'enlever pour écrémer le lait du cinquième environ de la crème qu'il renferme.

Il existe des laits écrémés *stérilisés*.

II. — Babeurre

Le *babeurre* ou lait de beurre est le liquide qui reste, après extraction du beurre, à la suite du barattage de la crème de lait ou du lait lui-même.

Le babeurre bien préparé représente un liquide laiteux, de couleur jaune verdâtre, d'odeur aigrelette, que l'on doit *toujours agiter* avant de le donner à l'enfant.

Le babeurre est un *aliment-médicament* pour les jeunes enfants *convalescents* de gastro-entérites, rachitiques, athrepsiques ou atteints d'eczéma, de prurigo.

A défaut de babeurre, on peut employer le *lait écrémé*, ou le *fromage frais* (petit suisse), délayé sous forme de crème.

497. **Babeurre de crème.** — Verser un demi-litre de crème dans une grande bouteille et la secouer vigoureusement 10 à 15 minutes; puis filtrer, laissant le beurre de côté et ne gardant pour le malade que le babeurre.

498. **Babeurre de lait.** — Le lait *frais* est laissé *fermenter, pendant 24 heures*, dans un local ayant une température de 18 à 20° (une chambre en hiver, une cave en été). Il sera contenu dans un vase *couvert* et propre, et sera *agité* une ou deux fois dans la journée.

Puis le *barattage* est pratiqué, pour séparer le beurre, dans une baratte de ménage en verre : l'opération dure en moyenne *30 à 45 minutes*.

499. **Préparation de la soupe de babeurre.** — *Pour avoir la soupe de babeurre*, on fait cuire dans une casserole en porcelaine le babeurre obtenu : pour 1 litre de babeurre, on ajoute *1 cuillerée à soupe de farine de riz* et on fait *bouillir* lentement sur *feu doux*. Pendant la durée de la cuisson (25 minutes) le babeurre doit être *agité sans cesse*, avec un

fouet à crème. Commencée à feu doux, l'opération est terminée par *trois bouillons*, et au dernier on ajoute 15 à 18 morceaux de sucre (70 à 90 grammes), ou 2 à 3 cuillerées à soupe de sucre en poudre non vanillé.

III. — Petit-lait

Légèrement nutritif par ses albuminoïdes, sa lactose, ses phosphates, le petit-lait est diurétique, laxatif et reminéralisateur.

La *cure de petit-lait* est indiquée dans la constipation opiniâtre, les maladies infectieuses, les affections du foie et du cœur.

500. **Préparation du petit-lait.** — Le *petit-lait* est le résidu du lait après séparation de la caséine par addition de présure : 2 cuillerées à café de présure fraîche suffisent pour précipiter la caséine d'un litre de lait chauffé à 37°-38° ; on obtient ainsi un *petit-lait doux*.

IV. — Kéfir

Le *kéfir* résulte de la fermentation lacto-alcoolique du lait de vache ou de brebis sous l'influence de la levure alcoolique et d'un ferment lactique (grains de kéfir). C'est un liquide épais, mousseux, à saveur piquante, aigre-doux.

501. **Préparation du kéfir.** — Faire bouillir le lait, le dépouiller de sa pellicule, le laisser refroidir vers 40°, en remplir aux trois quarts des bouteilles résistantes, les ensemencer avec la *poudre kéfirogène* (1 cuillerée pour 300 grammes de lait), boucher solidement, mettre dans un endroit tiède et agiter toutes les 3 heures, laisser 1, 2 ou 3 jours suivant la force désirée, filtrer, embouteiller incomplètement.

Le *kéfir gras* se distingue en n° 1 (faible), n° 2 (moyen), n° 3 (fort), suivant le degré de fermentation subie.

Le kéfir n° 1 est *légèrement laxatif*, le n° 2 est *indifférent*, le n° 3 *légèrement constipant*.

Les *kéfirs maigres* (nos 1, 2, 3) sont préparés avec du lait complètement écrémé.

Indications. Le kéfir est un *aliment-médicament* indiqué pour les grands enfants atteints de diarrhées chroniques, ou de tuberculose pulmonaire (ou d'anémie) avec troubles gastriques ou intestinaux.

V. — Koumys

Le koumys est le produit de la fermentation lacto-alcoolique de lait de jument, et se rapproche du kéfir par sa composition, ses propriétés et ses usages.

VI. — Lait caillé bulgare

Le *lait caillé bulgare* ou *yoghourth* se prépare au moyen de l'ensemencement du lait (préalablement stérilisé par ébullition) par des ferments lactiques purs sélectionnés.

502. **Préparation du lait caillé bulgare.** — Faire bouillir 1 litre de lait à réduction de moitié environ ; laisser refroidir à température tiède (35° environ), enlever la pellicule de caséine et ensemencer à ce moment avec la culture pure choisie (poudre ou liquide yoghourthogène) ; placer les récipients (bols ou tasses passés à l'eau bouillante et égouttés), enveloppés au besoin de tissus de laine, dans un *endroit chaud formant étuve* (hotte d'un fourneau) ; le lait est caillé au bout de 8 heures environ ; le placer alors dans un endroit frais, cave ou glacière, et le consommer 10 heures après.

Indications. Le lait caillé est un aliment acidulé, très substantiel et digeste ; il peut être sucré, aromatisé au citron, à la cannelle, à la vanille, etc. Il est *diurétique* et *antidiarrhéique* (entéro-colites ; maladies de peau, furonculose, acné, eczéma). Il convient à la 2e et à la 3e enfance (par cuillerées à bouche à chaque prise).

En résumé, le babeurre, le lait caillé, le kéfir n° 2 et le koumys ont une action alimentaire et thérapeutique à peu près semblable. Le babeurre convient à la première enfance, le lait caillé bulgare à la 2e enfance, le kéfir à la 3e enfance.

Troisième Partie

ALIMENTATION DE LA PETITE ENFANCE

I. — ALIMENTATION DE LA PREMIÈRE ANNÉE

L'*allaitement* est le mode d'alimentation propre au nouveau-né et à l'enfant pendant la 1re année. Il est *maternel*, ou *mercenaire*, ou *artificiel*, ou *mixte*.

Allaitement maternel

RÉGIME ALIMENTAIRE DE LA MÈRE NOURRICE

Le régime de la nourrice doit être abondant, puisqu'il comporte une ration d'entretien et une ration de production ou de lactation.

Aliments recommandés. — 1° *Soupes et potages :* gras, au lait avec pâtes et farines, potages-crèmes (avoine, orge, etc.), potages-purées de légumes. Le pain, les pâtes et les farines de croissance font partie du régime.

2° *Viandes :* Viandes de boucherie, cervelles, volailles, poissons très frais, poissons gras ou à l'huile. Le régime de la nourrice est basé sur une réduction de la viande et une augmentation des farineux.

3° *Œufs :* Les œufs sont recommandés sous toutes les formes digestibles.

4° *Légumes :* Les *féculents* (lentilles, pois, pommes de terre, riz, fèves, marrons), les *pâtes* alimentaires et les *légumes verts* (carotte, betteraves, endives, épinards, salades, navets, salsifis) sont permis.

5° *Fromages :* Les fromages frais, le beurre, la crème sont excellents pour la mère-nourrice.

6° *Desserts* : Les fruits cuits, marmelades, compotes, confitures, les entremets sucrés, crèmes, gâteaux de riz sont recommandés.

Les aliments de la nourrice doivent être bien *salés*.

Boissons recommandées. — Les meilleures boissons sont :

1° *Le lait :* à la dose d'un litre par jour (malgré le préjugé que le lait chasse le lait);

2° *L'eau pure, sucrée* ou édulcorée avec des sirops de fruits, les *infusions* (orge germée, camomille, tilleul, feuilles d'oranger, houblon), le *petit-lait*, les *décoctions de céréales*, etc.;

3° *Les boissons fermentées :* La ration quotidienne doit être au maximum :

Vin.	3/4	litre.
Cidre léger.	3/4	—
Bière (à 4° ou 5°).	1	—

La bière de malt, la bière ferrée sont permises; on ne doit pas dépasser la quantité d'un litre de bière par jour sans quoi on s'expose à voir apparaître de l'eczéma chez les nourrissons.

Boissons interdites. — L'alcool et les liqueurs sont défendus.

RÉGIME DE LA NOURRICE

En résumé, le régime rationnel moyen des nourrices paraît devoir être le suivant, pour 24 heures, en 4 repas :

Pain		400	grammes.
Viande (à midi seulement), ou *poisson* très frais, ou poissons à l'huile (thon, sardines, etc.) ou *œufs*		250	—
Légumes secs (lentilles, orge, maïs, pois cassés, avoine, riz, etc.), pommes de terre, navets, salsifis, carottes, betteraves		300	—
Légumes frais (chicorée, laitues, endives, salade cuite, haricots verts, petits pois)		250	—
Pâtes alimentaires (vermicelle, macaroni, etc.)		100	—
Fruits cuits, confitures, *entremets* sucrés		100	—
Lait, fromage, beurre ou crème		1250	—
Aux repas	*Bière* peu alcoolisée (4 à 5°), légère, faible	1	litre
	Ou cidre léger ou vin	3/4	—
Dans l'intervalle des repas.	Eau ou boisson hygiénique, sans alcool	1/2	—

RATION ALIMENTAIRE DU NOURRISSON AU SEIN

Premier jour. — Aucune alimentation.

Deuxième jour. — Le 2e jour, l'enfant sera mis *au sein toutes les 3 heures.*

L'enfant prendra successivement les *deux seins.*

TROIS PREMIERS MOIS

MÉTHODE DES SEPT-HUIT

A partir du 3e jour (date de la montée du lait), l'*enfant sera mis régulièrement au sein toutes les 2 heures 1/2* (8 tétées dans les 24 heures).

Méthode des sept-huit (sept = 1re tétée : 7 heures du matin; huit = 8 tétées dans les 24 heures).

7 tétées, le jour : 1re tétée : *7 heures du matin.* — 2e tétée : *9 heures 1/2.* — 3e tétée : *12 heures.* — 4e tétée : *2 heures 1/2 du soir.* — 5e tétée : *5 heures.* — 6e tétée : *7 heures 1/2.* — 7e tétée : *10 heures.*

1 tétée, la nuit : 8e tétée : de *1 heure à 3 heures du matin.*

Il faut obtenir que les tétées soient aussi nombreuses et d'aussi longue durée pour les deux seins (durée moyenne : 10 minutes).

MOIS SUIVANTS

MÉTHODE DES CINQ-SEPT

Après le 3e mois, l'*enfant sera mis régulièrement au sein toutes les 3 heures* (7 tétées dans les 24 heures).

Méthode des cinq-sept (cinq = 1re tétée : *5 heures du matin;* sept = 7 tétées dans les 24 heures).

7 tétées, le jour : 1re tétée : *5 heures du matin.* — 2e tétée : *8 heures.* — 3e tétée : *11 heures.* — 4e tétée : *2 heures du soir.* — 5e tétée : *5 heures.* — 6e tétée : *8 heures.* — 7e tétée : *11 heures.*

Pas de tétée, la nuit.

RÉSUMÉ :

Age de l'enfant.	Intervalle des tétées. Jour.	Nuit.	Nombre de tétées en 24 heures.
1er trimestre.	Toutes les 2 h. 1/2.	1 tétée.	8
Mois suivants.	Toutes les 3 h.	Rien.	7

En moyenne, l'enfant doit prendre : pendant les 6 premiers mois : 125 grammes de lait par kilogramme et par jour. Du 7e au 12e mois : 115 grammes de lait par kilogramme et par jour.

Le sevrage. — *Sevrage du nourrisson.* — L'idéal est de sevrer l'enfant *vers le 15e mois;* quand l'enfant a 12 dents, l'état de développement de son appareil digestif permet généralement de le sevrer. Le sevrage *prématuré et brusque* expose l'enfant au rachitisme; le sevrage *tardif* l'expose au lymphatisme et à un défaut de développement,

Sevrage de la mère. — Diète sèche, purgatif léger, badigeonnage des mamelons avec une substance amère et compression des seins. Les remèdes antilaiteux sont inutiles.

Allaitement artificiel

I. — LE CHOIX DU LAIT DE VACHE

Deux cas peuvent se présenter :

1er Cas (*très rare*). — Vous êtes à *proximité* d'une source de bon lait frais, c'est-à-dire de lait provenant de vaches saines, tuberculinées, bien nourries, soumises à une traite excessivement propre : donnez au nourrisson ce *lait de vache cru*, vivant, aseptique, à la condition qu'il soit consommé immédiatement après la traite.

2e Cas (*le plus fréquent*). — Vous êtes *loin* du lieu de production d'un bon lait frais : usez alors pour l'enfant du *lait bouilli à 80°* (montée du lait), (et *agité* avec une cuillère), si vous pouvez renouveler votre provision matin et soir, et si vous êtes sûr des qualités du lait.

Si, au contraire, vous avez des doutes sur sa fraîcheur et sur sa pureté, usez soit du *lait stérilisé* ou *pasteurisé à domicile* (*par vous-même*), soit des laits pasteurisés ou (de préférence) des laits stérilisés et homogénéisés *industriellement*.

La pasteurisation du lait. — Le lait pasteurisé est un lait chauffé à 75° (ou plus souvent à 70°, 68°), puis refroidi brusquement à une température voisine de 12° (ou 10°) et même au-dessous. La *pasteurisation à domicile* s'effectue avec l'*appareil de Contant;* on porte le lait à 75°, on le maintient 12 minutes à cette température et on le refroidit brusquement dans de l'eau très froide ou glacée. Au moment des tétées, on réchauffe le flacon grâce au « réchauffoir ». Le *pasteurisateur de Roëlandt* permet de transvaser directement le lait dans les bouteilles-biberons. La pasteurisation doit être effectuée *deux fois* par jour.

La stérilisation domestique du lait. — *Le stérilisateur à lait* se compose d'une marmite ou bain-marie fermé, avec un porte-bouteilles, de flacons gradués et d'obturateurs automatiques.

Mode d'emploi. Verser dans chaque flacon la quantité de lait (pur ou coupé) nécessaire. Placer sur chaque goulot un obturateur. Verser dans la marmite la quantité d'eau nécessaire pour affleurer le niveau du lait dans les flacons. Exposer au feu, pendant 40 minutes d'ébullition, les flacons placés dans la marmite couverte. Retirer le porte-flacons de la marmite et laisser refroidir dans un endroit frais. Ne déboucher le flacon qu'au moment de la tétée.

La stérilisation domestique exige : 1° l'emploi d'un *lait pur, de traite récente;* 2° une utilisation du lait *dans les 24 heures.*

Les flacons gradués des stérilisateurs à lait constituent un modèle parfait de biberon; sur le goulot du flacon on applique une tétine souple, percée d'un ou deux orifices en forme de piqûres de sangsues. *Avant la tétée*, on plonge le flacon dans de l'eau chaude au bain-marie à 50° environ, de façon à réchauffer le lait et à le porter à 37° environ 2 ou 3 minutes. *Pendant la tétée*, on surveille, la bouteille tenue à la main, le repas de l'enfant qui doit s'effectuer assez lentement mais ne pas durer plus de 15 minutes. *Après la tétée*, on enlève la tétine et on jette le lait qui a pu rester dans le biberon. Avec de l'eau bouillie très chaude, on rince, nettoie et brosse le biberon et la tétine. *Dans l'intervalle des tétées*, on conserve à demeure les flacons, tétines et brosse dans une boîte métallique stérilisée à l'eau bouillante, ou, à défaut, dans un récipient couvert contenant de l'eau bouillie salée ou de l'eau de Vichy. Tous les matins, on passe à l'eau très bouillante flacons, tétines, rondelles et brosse, avant de procéder à la stérilisation.

II. — HORAIRE DES TÉTÉES ET RATIONS DE LAIT DU NOURRISSON AU BIBERON

Formule de la ration alimentaire par 24 heures selon le poids :

Ration des nourrissons faibles, maigres = 1/8e à 1/7e du poids = 125, 130 à 150 grammes de lait par kilogramme.

Ration des nourrissons forts, gras = 1/10e du poids = 100 grammes de lait par kilogramme.

Le Dr Barbier admet une moyenne de 108 grammes de lait de vache par kilogramme d'enfant.

Allaitement au biberon

I. — DEUX PREMIERS MOIS : LAIT COUPÉ

Premier jour. — L'enfant ne prendra rien.

Deuxième jour. — L'enfant prendra *toutes les 3 heures* 10 grammes d'un mélange à parties égales de lait et d'eau bouillie sucrée à 10 pour 100.

2 premiers mois. — A partir du 3e jour, l'enfant sera mis au biberon toutes les 2 heures 1/2 : méthode des sept-huit (8 tétées dans les 24 heures).

LAIT COUPÉ (2 PREMIERS MOIS)

Age de l'enfant.	Nombre de tétées en 24 h.	Intervalle des tétées.	Titre du coupage (eau sucrée à 10/100).	Ration de lait : par repas.	par 24 h.
—	—	—	—	—	—
1er jour.	»	»	»	»	»
2e —	»	Toutes les 3 h.	Coup. par 1/2.	10gr.	80gr.
3e —	8	Toutes les 2 h. 1/2.	»	15	120
4e —	»	»	»	20	160
5e —	»	»	»	25	200
6e —	»	»	»	30	240
7e —	»	»	»	35	280
2e semaine.	»	»	Coup. au 1/3.	45	360
3e —	»	»	»	60	480
4e et 5e sem.	»	»	Coup. au 1/4.	75	600
6e —	»	»	»	80	640
7e et 8e sem.	»	»	»	90	720

II. — 3e AU 10e MOIS : LAIT PUR

3 à 7 mois : l'enfant sera mis au biberon *toutes les 3 heures :* méthode des cinq-sept (7 tétées dans les 24 heures).

7 à 10 mois : l'enfant recevra une tétée *toutes les 4 heures* (6 tétées dans les 24 heures).

LAIT PUR (3e au 10e mois).

Age de l'enfant.	Nombre de tétées en 24 h.	Intervalle des tétées.	Ration de lait pur sucré à 2 % : par repas.	par 24 h.
—	—	—	—	—
3e mois.	7	Toutes les 3 h.	110gr.	770gr.
4e —	»	—	120	840
5e —	»	—	130	910
6e —	»	—	135	945
7e au 10e mois.	6	Toutes les 4 h.	160 à 165	960 à 990

L'estomac du nourrisson a un *volume propre et personnel* qui doit toujours être respecté ; les chiffres indiqués ne constituent que des moyennes modifiables.

En été, la ration doit être diminuée de 1/6e ; en hiver elle doit être augmentée de 1/6e.

Alimentation des nouveau-nés débiles

Alimentation des enfants débiles pendant les dix premiers jours. — Voici les quantités de lait à donner, *par 24 heures*, aux débiles pendant les 10 premiers jours.

Jours.	Débiles pesant moins de 1 800 gr.	Débiles pesant de 1 800 à 2 200 gr.	Débiles pesant de 2 200 à 2 500 gr.
—	—	—	—
2	115gr.	128gr.	180gr.
3	160	175	236
4	210	226	295
5	225	308	335
6	250	324	370
7	280	335	375
8	285	350	385
9	310	380	415
10	320	410	425

Ces chiffres ne doivent servir que comme points de repère.

Alimentation des enfants débiles après les dix premiers jours. — L'enfant débile doit prendre, en général, une quantité de lait égale, ou plutôt un peu supérieure (20 à 40 grammes en plus), au *cinquième* de son poids total (200 grammes de lait par kilogramme).

Modes d'allaitement des nouveau-nés débiles. — 1° *Allaitement maternel.* — Si l'enfant a la force de téter, la mère lui donnera *le sein toutes les heures 1/2* environ. Si l'enfant n'a pas la force de téter, la mère fera couler elle-même directement le lait dans la bouche de son enfant, ou bien, à l'aide d'une *téterelle* (nettoyée après chaque tétée), tirera la quantité de lait voulue qu'elle fera boire au nourrisson *à la cuillère.* Si la montée laiteuse est insuffisante, on prend *temporairement une nourrice avec son enfant :* la nourrice allaite les deux enfants; la mère du débile met à son sein l'enfant de la nourrice.

2° *Allaitement artificiel.* — A défaut du lait féminin, on doit donner au débile du *lait de chèvre*, ou du lait de vache *stérilisé*, ou du lait de *Backaus* n° 1 ou du *lait à la pegnine :* dans ces derniers cas un intervalle de 2 heures, 2 heures 1/2 entre les tétées est nécessaire. Le chiffre de 8 tétées ne doit pas en général être dépassé. Si les digestions sont pénibles, on peut essayer : 1° la prise du commencement de la tétée (lait plus léger); 2° les petits repas fréquemment répétés (16 petits repas par exemple au lieu de 8).

Il faut en général donner plus longtemps aux prématurés du *lait coupé* qu'aux enfants à terme. Souvent on est obligé de couper du 1er au 3e mois le lait de 2/3 d'eau, puis du 3e au 6e mois de 1/2 d'eau, du 5e au 6e de 1/3 d'eau, pour arriver vers le 7e mois à donner le lait pur légèrement sucré. On aura soin dans le coupage d'ajouter 10 à 15 parties de sucre pour 100 d'eau.

L'allaitement mixte, quand il est possible, est supérieur à l'allaitement artificiel. Élevés au biberon, les débiles meurent dans la proportion de 41 pour 100, alors qu'au sein ils vivent d'ordinaire.

Gavage. — Le *gavage* est souvent nécessaire; la quantité de lait et le nombre des gavages varient suivant l'âge et la force de l'enfant : 10 repas en 24 heures de 8, 12 à 15 grammes de lait sont la ration alimentaire employée.

Quand l'enfant devient plus fort, on alterne le gavage avec la tétée (*gavage mixte*), puis on supprime progressivement le gavage (*gavage de renfort*), quitte à y revenir aux moindres troubles digestifs.

II. ALIMENTATION DE LA SECONDE ANNÉE
(depuis l'époque du sevrage jusqu'à 2 ans)

Sevrage. — Aliments et Boissons. — Jusqu'à 9 ou 10 mois, le lait doit être la seule nourriture de l'enfant.

Bouillies. — Le premier aliment autre que le lait doit être liquide ou demi-liquide, de façon à pouvoir être facilement mâché et digéré : les *bouillies* ou *potages* préparés avec des *farines* et du lait ou de l'eau remplissent ces conditions.

20 grammes de farine équivalent à 100 grammes de lait.

Le choix de la farine est dicté par l'âge et l'examen des fonctions digestives de l'enfant (voir n° 115). On donne, pour commencer, la valeur d'une soucoupe de tasse à café; vers 15 mois on donne la valeur d'une assiette ordinaire. Après la prise de la bouillie, on attend 4 heures avant de donner la tétée.

Panades. — Les panades *très cuites* et finement tamisées, *permises à partir de 15 mois*, sont plus nutritives que les bouillies. 27 grammes de pain représentent 100 grammes de lait. On ne doit pas dépasser une panade par jour.

Bouillon. — Le bouillon n'est permis qu'à *partir du 10e ou 11e mois*. On emploie d'abord le bouillon de poulet, puis le bouillon de veau, enfin le bouillon de bœuf qui doivent être dégraissés à la serviette; on l'administre en nature, ou aux farines et pâtes fines, aux légumes, additionné ou non de jaune d'œuf.

Œufs. — *Jusqu'à 15 mois*, on ne donne que le jaune d'œuf en l'incorporant à la bouillie ou au potage.

Vers le 15e mois, on peut donner l'œuf entier sous forme d'œuf à la coque.

De 18 à 24 mois, œufs, lait, farine et sucre permettent la préparation de crèmes agréables à l'enfant.

Pain. — Les croûtes de pain grillé, les grissini, biscottes, gâteaux secs (sans amandes), biscuits peu sucrés sont permis au cours de la seconde année. La quantité de pain ne doit pas dépasser 20 grammes à chaque repas.

Viande. — On doit donner la viande le plus tard possible et le moins possible. A partir de 20 mois, on peut donner, deux fois par semaine, au repas de midi, un peu de cervelle ou de blanc de poulet ou de sole finement divisés. Jusqu'à l'âge de 3 ans, il est préférable que l'enfant soit végétarien.

Légumes. — Les légumes sont permis *entre 1 an 1/2 et 2 ans* sous forme de potages ou de purées légères très finement tamisées (purée de pommes de terre, salades cuites, épinards).

Desserts. — Les *fruits cuits*, les *fromages frais à la crème* et les *gâteaux secs* constituent les seuls desserts permis.

Condiments. — Le *sucre* et le *sel* sont les seuls condiments permis pour la préparation des aliments.

Boissons. — Le lait, l'eau, les infusions, le jus de raisin (à petites doses), les décoctions de céréales sont les boissons permises. Il est indiqué de remplacer aux repas le lait par de l'eau, pour éviter la dyspepsie due à l'abus du lait. Le sevrage doit être basé sur la diminution progressive du lait : de 15 à 24 mois, 700 à 500 grammes de lait suffisent à l'enfant.

Hygiène alimentaire. — Jusqu'à 3 ans au moins, l'enfant doit manger à une table séparée. A partir de 1 an, il doit être habitué à boire à la timbale par petites gorgées. Il importe de pratiquer la toilette dentaire deux fois par jour. L'examen des garde-robes sera quotidien et la pesée bimensuelle.

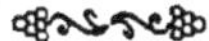

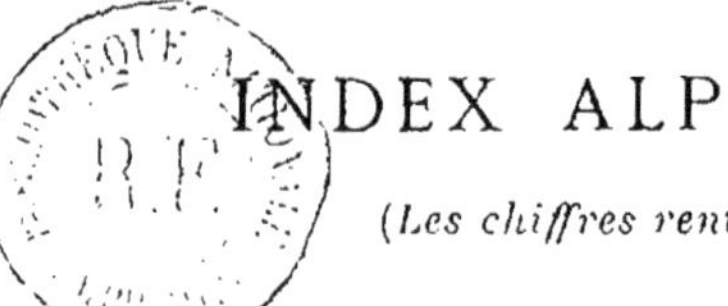

INDEX ALPHABÉTIQUE

(Les chiffres renvoient aux pages).

Abricot, 106.
Abricots (Beignets aux), 103.
— (Biscuit aux), 100.
— (Compote d'), 109.
— (Confiture d'), 112.
— (Gelée d'), 112.
— (Soufflé aux), 95.
Agénois Chantilly, 114.
Agneau (viande d'), 52.
Ail, 49.
Alimentation carnée, 51.
Aliments, 21.
Allaitement artificiel, 129.
— au biberon, 131.
— maternel, 125.
Alouette, 74.
Ananas, 106.
— (Compote d'), 109.
Arrow-root, 44.
Artichaut, 82.
Asperge, 83.

Babeurre, 122.
Banane, 106.
Bananes (Beignets de), 103.
— au beurre, 113.
— (Compote de), 109.
— (Marmelade de), 110
— (Soufflé de), 96.
Bar, 66.
Barbue, 66.
Beignets, 103.
— de cervelle de mouton, 53.
— de cervelle de veau, 57.
Betterave, 84.
Beurre, 48.
Biberon (Allaitement au), 131.
Bière, 117.
Bifteck de bœuf, 55.
— cru, 63.
— vénitien, 55
Biscottes, 41
Biscuits, 99
Blanquette d'agneau, 50.
— de lapereau, 74.
— de poulet, 59.
— de veau, 59.
Bloquette (Œufs en), 25.
Bœuf (Viande de), 54.
Boissons, 115.
— alcaloïdiques, 118,
— fermentées, 117.
— de fruits, 116.
Bondon (Fromage de), 104.
Bouchées Monselet, 61.
— de riz, 98.
Bouillies, 45.
— de régimes, 46.
Bouillon de bœuf, 29.
— avec garnitures, 33.
— de légumes, 39.
— de poulet et autres, 32.
— de régimes, 31.
— de veau, 31.
— végétal, 40.
Boulé (Cuisson du sucre au), 108.
Boulettes de pommes de terre, 77.
— de viande crue, 62.
Brie (Fromage de), 104.
Brochet, 66.

Cacao, 119.
Café, 118.
Camembert (Fromage de), 105.
Camomille (Infusion de), 115.
Cannelle, 49.
Carotte, 81.
Céleri, 85.
Cerfeuil, 49.
— bulbeux, 85
Cerise, 106.
Cervelle de mouton, 53.
— porc, 61.
— veau, 57.
Champignons, 49.
Chantilly (Agénois), 114.

Chantilly (Crème), 93.
Charlotte, 99.
Chicorée, 90.
Chocolat, 119.
— (Pudding au), 97.
Chou, 85.
Chou-fleur, 86.
Ciboule, 49.
Ciboulette, 49.
Cidre, 118.
Citron, 49.
— (Pudding au), 97.
Citrouille, 86.
Coing, 106.
Coings (Gelée de), 112.
Compotes, 109.
— au jus léger, 114.
Condiments, 48.
Confitures, 111.
Conserve de Damas, 63.
Consommés, 30.
— à la volaille, 32.
Contre-filet de bœuf, 55.
Coquilles de cervelle de mouton, 53.
— de turbot, 69.
Côtelettes d'agneau, 52.
— de bœuf, 56.
— de bœuf en poudre, 56.
— de brochet, 66.
— de mouton, 53.
— de veau, 58.
— de volaille à la crème, 72.
Coulommiers (Fromage de), 105.
Crème aux fraises, 114.
— de lait, 49.
— (Pots de), 92.
Crèmes, 91.
Cresson, 87.
Croquettes de céravène, 98.
— de ris de veau, 58.
— de riz, 98.
— de viande, 56.
— de volaille, 73.
Crue (Viande), 62.
Cuissons du sucre (Différentes), 108.
Cures de fruits, 108.

Datte, 106.
Décoction de céréales, 116.
Dérivés du lait, 121.
Dindonneau, 73.

Eau, 115.
— (Stérilisation de l'), 115.
Eaux minérales, 115.
Éclairs à la viande crue, 64
Endives, 89, 90.
Entremets, 91.
— au riz, 97.
Épinards, 87.
Escalope de veau, 59.

Faisan, 73.
Farines, 44.
— (Choix des), 44.
— composées, 46.
— lactées, 44.
Faux filet de bœuf, 55.
Fève, 79.
Figue, 106.
Figues (Compote de), 109.
— (Marmelade de), 111.
Filet de bœuf, 55.
Foie de veau, 61.
Fraise, 106.
Fraises (Beignets de), 103.
— (Compote de), 109.
— (Confitures de), 111.
— (Crème aux), 114.
Framboise, 106.
Framboises (Compote de), 109.
— (Gelée de), 112.
Fromage à la crème, 104.
Fromages, 104.
Fruits, 105.
— (Boissons de), 116.
— cuits, 113.
— frais, 105.
— frais (Sauce aux), 114.
— (Purée de), 114.
— secs, 108.

Galettes, 102.
Gâteau de pommes de terre, 78.
— de riz, 97.
Gâteaux, 99.
Gaufres, 102, 103.
Gavage, 133.
Gelées, 112.
Gibier, 74.
Gigot d'agneau, 52.
— de mouton, 54.
Gland doux (Infusion de), 116.
Gnocchis, 43.
Gournay (Fromage de), 104.
Grenouille, 70.
Groseille, 107.
Groseilles (Gelée de), 112.
Gruyère (Fromage de), 105.

Haricot, 80.
Haricots flageolets, 80.
— verts, 88.
Hollande (Fromage de), 105.
Houblon (Infusion de), 115.

Infusions, 115.

Jambon, 61.

Kéfir, 123.
Koumys, 124.

Lait, 120.
— caillé bulgare, 124.
— (Crème de), 49.
— (Dérivés du), 121.
— écrémé, 121.
— de femme (Composition du), 120.
— (Pasteurisation du), 129.
— (Petit), 123.
— (Potages au), 34.
— de poule, 121.
— (Stérilisation du), 129.
— de vache (Composition du), 120.
Laitue, 89. 90.
Langues de chat, 101, 102.
Lapereau, 73.
Lapin. V. Lapereau.
Légumes secs, 79.
— verts, 82.
Lentille, 80.
Limande, 67.
Limonades, 116.
Lissé (Cuisson du sucre au), 108.
Looch à la viande crue, 63.

Macaroni, 42, 43.
Madeleines, 101.
Malt (Infusion de), 116.
Marmelade de viande, 63.
Marmelades, 110.
Mastication (Hygiène de la), 19.
Menthe (Infusion de), 115.
Merlan, 67.
Mousses, 94.
Mouton (Viande de), 52.
Muscade, 49.
Myrtille, 107.

Nappe (Cuisson du sucre à la), 108.
Navet, 88.
Nèfles, 107.
— au beurre, 113.
Neige d'œufs, 93.
Neufchâtel (Fromage de), 104.
Noques au beurre, 34.
Nouveau-nés débiles (Alimentation des), 132.

Œufs, 21.
— en bloquette, 25.
— brouillés, 24.
Œufs en cocotte, 25.
— à la coque, 22.
— au lait, 93.
— mollets, 22.
— (Neige d'), 93.
— sur le plat, 26.
— pochés, 23.
Oignons, 49.
Oiseaux, 70.
Omelettes, 27.
Orange, 107.
Oranger (Infusion de feuilles d'), 115.
Oranges (Compote d'), 109.
— (Gelée d'), 112.
— amères (Infusion d'), 115.
Orge (Infusion d'), 116.
Oseille, 88.

Pain, 40.
— de choux-fleurs, 86.
— d'Ecosse, 101.
Panades, 35.
Pasteurisation du lait, 129.
Pastilles de viande crue, 62.
Pâtes alimentaires, 41.
Pêche, 107.
Pêches (Compote de), 110.
— (Marmelade de), 111.
Perche, 68.
Perdreau, 74.
Perlé (Cuisson du sucre au), 108.
Persil, 49.
Petit-lait, 123.
Phosphatine, 46.
Pigeon. V. Pigeonneau.
Pigeonneau, 72.
Poireau, 89.
Poire, 107.
Poires (Compote de), 110.
— (Marmelade de), 111.
Pois, 81.
— (Petits), 89.
Poissons, 65.
Pomme de terre, 74.
Pomme, 107.
Pommes (Compote de), 110.
— à la Condé, 113.
— au four, 113.
— (Gelée de), 112.
— (Marmelade de), 111.
— à la portugaise, 114.
— (Pudding aux), 97.
— à la semoule, 113.
— (Soufflé aux), 96.
Porc (Viande de), 60.
Port-salut (Fromage de), 105.
Potages gras, 29.

Potages maigres, 34.
— au lait, 34.
— crème, 36.
— veloutés maigres, 36.
— aux légumes frais, 37.
— — — secs, 39.
— de régimes, 39.
Pots de crème, 92.
Poudre de viande, 64.
Poulet, 71.
Prune, 107.
Prunes (Compote de), 110.
Pruneaux (Compote de), 110.
— (Pudding aux), 97.
Puddings, 96.
Pulpe de viande crue, 62.
Purée de fruits, 114.
— de légumes secs, 80, 81.
— de — verts, 82 à 90.
— de pommes de terre, 75.
— (Potages), 39.
— de viande, 56.
— de — crue (Bouillon à la), 31.
— de Vidal, 63.
— de volailles, 73.

Quenelles écume, 34.
— de jambon, 61.
— de moelle de bœuf, 33.
— de pommes de terre, 77.
— à la semoule, 34.
— de veau, 34, 59.

Racahout, 46.
Raisin, 107.
— muscat (Compote de), 110.
Ration alimentaire, 20.
Régime alimentaire de la mère nourrice, 125.
Reptiles, 70.
Rhubarbe (Gelée de), 113.
Ris d'agneau, 52.
Ris de veau, 58.
Riz, 78.
— (Entremets au), 97.
Rizotto, 79.
Rognon de mouton, 54.
— de porc, 61.
— de veau, 60.
Rouget, 68.

Sablé normand, 102.
Salades, 89.
Salsifis, 90.
Sandwichs à la viande crue, 63.
Sauce au chocolat, 94.
— pour entremets, 94.
— aux fruits frais, 114.
Sauces, 49.
Sel, 48.
Selle d'agneau, 52.
— de veau, 59.
Sevrage, 128.
Sirop de sucre à 10°, 108.
Sole, 68.
Soufflé de cervelle de mouton, 53.
— de cervelle de veau, 57.
— de jambon, 61.
— de merlan, 67.
— de pommes de terre, 77.
— de poulet à la crème, 72.
— de sole, 69.
— de turbot, 69.
— de veau, 59.
— de volaille, 72.
Soufflés (Entremets), 94.
Soupe à la viande de Marfan, 63.
Soupes. V. Potages.
Stérilisation de l'eau, 115.
— du lait, 129.
Suc musculaire, 65.
Sucre, 48.
— (Différentes cuissons du), 108.

Tapioca de Laborde, 62.
Tartelettes de pommes de terre, 78.
— à la viande crue, 64.
Thé, 118.
— de bœuf, 31.
Tilleul (Infusion de), 115.
Tomate, 90.
Truite, 69.
Turbot, 69.

Vanillé, 49.
Veau (Viande de), 56.
Viande crue, 62.
— — (Bouillon à la purée de), 31.
Viandes de boucherie, 52.
Vin, 117.
Vinaigre, 49.
Volailles. V. Oiseaux.
Volailles hachées (Préparation de), 72.

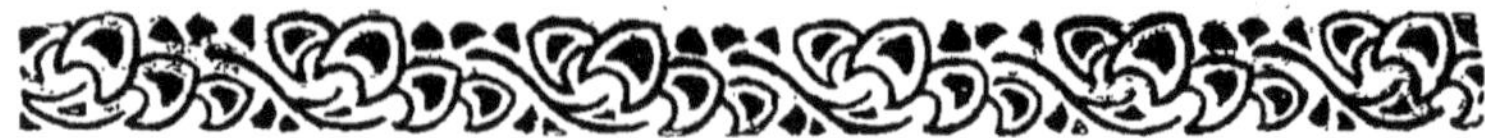

Table des matières

PREMIÈRE PARTIE

Pages.

LES MENUS 5

Petite enfance (jusqu'à 3 ans) 5

Menus hebdomadaires de 2 à 3 ans, 7.

Moyenne enfance (de 3 à 7 ans) 9

Menus hebdomadaires de 3 à 5 ans, 10. — Menus hebdomadaires de 5 à 7 ans, 12.

Grande enfance (de 7 à 12 ans) 15

Menus hebdomadaires de 7 à 10 ans, 15.

Adolescence (de 12 à 18 ans) 18

Menus hebdomadaires d'un lycée, 18.

DEUXIÈME PARTIE

LES RECETTES. (Aliments permis selon les âges) 21

I. Les œufs 21

II. Les potages 29

III. Le pain, les pâtes, les farines 40

IV. Les condiments et les sauces 48

V. Les viandes 51

VI. La pomme de terre, le riz, les légumes secs 74

VII. Les légumes verts 82

VIII. Les entremets et les fromages 91

IX. Les fruits 105

X. Les boissons 115

XI. Le lait et ses dérivés 120

TROISIÈME PARTIE

ALIMENTATION DE LA PETITE ENFANCE 125

Alimentation de la première année 125

Alimentation de la deuxième année 134

Index alphabétique 136

Paris. — Imp. Larousse, rue Montparnasse, 17.

LIBRAIRIE LAROUSSE, 13-17, RUE MONTPARNASSE, PARIS (6e)

Bibliothèque LAROUSSE

Publiée sous la direction de Georges MOREAU

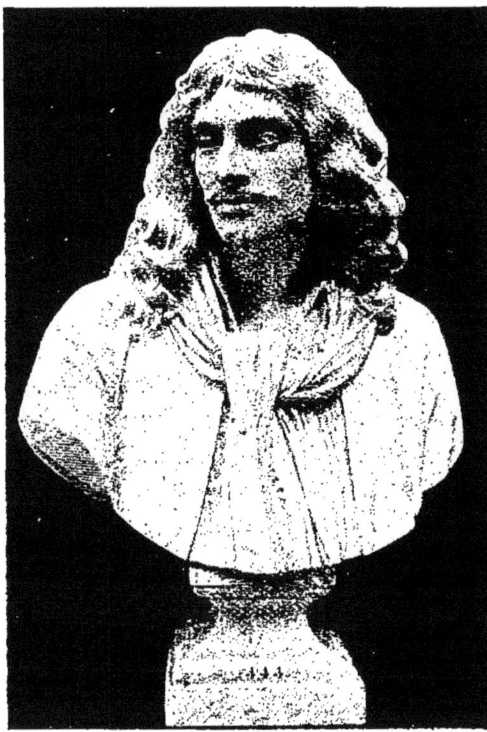

Molière.

La *Bibliothèque Larousse* embrassera, dans une collection véritablement *encyclopédique*, à la fois tout ce qui intéresse la vie pratique (hygiène, économie domestique, connaissances techniques, etc.) et tout ce qui peut contribuer à la culture générale de l'esprit (lettres, arts, sciences, etc.). Divisée en plusieurs séries, elle ne comprend que de jolis volumes, illustrés toutes les fois qu'il y a lieu, et d'une forme soignée et élégante malgré leur extrême bon marché, et permettra à tout le monde de se constituer à peu de frais une bibliothèque d'un intérêt durable et d'une valeur réelle (format 13,5 × 20).

LITTÉRATURE

1° *Chefs-d'œuvre des grands écrivains.* — Cette section a pour objet de mettre à la portée du public, sous une forme aussi élégante qu'économique, tous les chefs-d'œuvre de nos grands écrivains, depuis les classiques du XVIe et du XVIIe siècle jusqu'aux auteurs modernes. C'est la plus jolie collection qui existe dans ce genre, et elle surpasse de beaucoup toutes les collections similaires publiées jusqu'ici.

Racine : Théâtre complet illustré. Avec biographie et notes, par H. CLOUARD. *Trois vol.* illustrés de 32 gr. dont 12 hors texte d'après DE SÈVE.
Chaque volume, br. **1** franc
Relié toile souple . . . . **1 fr. 30**
Se vend également en *un seul volume*, reliure demi-peau, tête dorée. **6** francs

(Voir la suite page suivante.)

Envoi franco contre mandat-poste (pour l'étranger, ajouter 20 cent. par vol.).

Bibliothèque Larousse

LITTÉRATURE (*Suite*)

Corneille : Théâtre choisi illustré. Avec biographie et notes, par Henri CLOUARD. *Trois volumes* illustrés de 24 gravures, dont 13 hors texte d'après GRAVELOT. Chaque volume, broché, **1** fr.; relié toile souple . . . . **1** fr. **30**

Se vend également en *un seul volume*, reliure demi-peau, tête dorée. **6** francs

Molière : Théâtre complet illustré. Avec biographie et notes, par Th. COMTE, agrégé de l'Université. *Sept volumes* illustrés de 63 gravures, dont 36 hors texte d'après BOUCHER. Chaque volume, broché, **1** fr.; relié toile souple. . . **1** fr. **30**

Se vend également en *deux volumes*, reliure demi-peau, tête dorée. **13** francs

La Fontaine : Fables illustrées. Avec biographie et notes, par M. MOREL, agrégé de l'Université. *Deux volumes* illustrés de 24 gravures d'après OUDRY et 4 hors texte. Chaque volume, broché, **1** fr.; relié toile souple. . . . . . **1** fr. **30**

Se vend également en *un seul volume*, reliure demi-peau, tête dorée. **4** fr. **50**

Boileau : Œuvres poétiques illustrées. Avec biographie et notes, par L. COQUELIN. 8 gravures et 1 autographe. Broché, **1** fr.; relié toile souple. . **1** fr. **30**

Chateaubriand : Œuvres choisies illustrées. Avec biographie et notes, par DUPOUY, agrégé de l'Université. *Trois volumes* illustrés de 17 gravures dont 13 hors texte. Chaque volume, broché, **1** fr.; relié toile souple. . . . . . **1** fr. **30**

Balzac : Le Père Goriot. Avec portrait. Broché, **1** fr.; relié toile. **1** fr. **30**

Balzac : Eugénie Grandet. 1 portrait et 1 autogr. Br., **1** fr.; relié t. **1** fr. **30**

Balzac : La Cousine Bette. *Deux vol.* Chaque vol., br., **1** fr.; rel. t. **1** fr. **30**

Balzac : Le Cousin Pons. Avec portrait. Broché, **1** fr.; relié toile. **1** fr. **30**

Balzac : Le Médecin de campagne. 1 gr. Broché, **1** fr.; relié t. **1** fr. **30**

Balzac : Le Lys dans la vallée. 1 grav. Broché, **1** fr.; relié toile. **1** fr. **30**

Balzac : La Peau de chagrin. 1 grav. Broché, **1** fr.; relié toile. **1** fr. **30**

(N. B. — *Les huit volumes de Balzac peuvent être achetés reliés sous étui au prix de* **11** *fr.*)

Musset : Premières poésies. 1 gravure. Br., **1** fr.; relié toile. . **1** fr. **30**

Musset : Poésies nouvelles. 1 gravure. Br., **1** fr.; relié toile. . . **1** fr. **30**

Musset : Comédies et Proverbes. *Trois volumes.* Avec 2 gravures et 1 autographe. Chaque volume, broché, **1** fr.; relié toile . . . . **1** fr. **30**

Musset : La Confession d'un enfant du siècle. 1 gr. Br., **1** fr.; rel. t. **1** fr. **30**

Musset : Nouvelles. 1 gravure. Broché, **1** fr.; relié toile . . . . . **1** fr. **30**

Musset : Contes. 1 gravure. Broché, **1** fr.; relié toile. . . . . . . **1** fr. **30**

(N. B. — *Les huit volumes de Musset peuvent être achetés reliés sous étui au prix de* **11** *fr.*)

Anthologie des écrivains français du XIXe siècle. Avec biographies et notes, par GAUTHIER-FERRIÈRES. *Quatre volumes* (Poésie, 2 vol.; Prose, 2 vol.). Nombreux portraits et autographes. Chaque vol., broché, **1** fr.; relié toile. **1** fr. **30**

2° *Études littéraires.* — Conçus sur un plan uniforme, les volumes ci-dessous comportent, avec la vie des écrivains, l'étude de leur œuvre accompagnée d'extraits caractéristiques.

Montaigne, par Louis COQUELIN. Vie de Montaigne et étude de son œuvre (nombreux extraits). 6 gravures. Broché, **0** fr. **75**; relié toile. . . . . **1** fr. **05**

Musset, par GAUTHIER-FERRIÈRES, lauréat de l'Académie française. Vie de Musset, avec extraits de son œuvre. 4 grav. Broché, **0** fr. **75**; relié toile. **1** fr. **05**

Daudet, par P. et V. MARGUERITTE, G. GEFFROY, etc. Vie de Daudet et étude de son œuvre (nombreux extraits). 8 grav. Broché, **0** fr. **75**; rel. toile. **1** fr. **05**

Schiller, par Charles SIMOND, lauréat de l'Académie française. Vie de Schiller et étude de son œuvre (nombreux extraits). 4 grav. Br., **0** fr. **75**; rel. t. **1** fr. **05**

Envoi franco contre mandat-poste (pour l'étranger, ajouter 20 cent. par vol.).

Bibliothèque Larousse

LITTÉRATURE (Suite)

Gœthe, par Charles SIMOND. Vie de Gœthe et étude de son œuvre (nombreux extraits). 4 gravures. Broché, **0 fr. 75**; relié toile. . . . . **1 fr. 05**

Tolstoï, par OSSIP-LOURIÉ, lauréat de l'Institut. Vie de Tolstoï et étude de son œuvre (nombreux extraits). 4 grav. Broché, **0 fr. 75**; relié toile. **1 fr. 05**

Ibsen, par OSSIP-LOURIÉ, lauréat de l'Institut. Vie d'Ibsen; son œuvre (nombreux extraits); l'*ibsénisme*. 4 gravures. Broché, **0 fr. 75**; relié toile. **1 fr. 05**

3° *Histoire de la Littérature.* — Cette section mettra à la disposition du public, sous une forme peu coûteuse, d'excellents précis des diverses littératures, pour la plupart desquelles il n'existait guère jusqu'ici que des traités d'un prix assez élevé.

La Littérature française au XIXe siècle, par Ch. LE GOFFIC. 76 gravures. Broché, **1 fr. 75**; relié toile. . . . . **2 fr. 25**

Littérature anglaise, par W. THOMAS. 56 gr. Br., **1 fr. 20**; rel. t. **1 fr. 50**

Littérature italienne, par G.-M. GATTI. 23 gr. Br., **1 fr.**; rel. toile. **1 fr. 30**

Histoire de la Littérature russe, par Louis LEGER, membre de l'Institut. Nombreuses gravures. Broché, **0 fr. 75**; relié toile . . . . **1 fr. 05**

BEAUX-ARTS

Rembrandt, par A. BRÉAL. 24 gravures. Broché, **1 fr. 20**; relié toile. **1 fr. 50**

L'Art à l'École, par Ch.-M. COUYBA, sénateur, et les membres du Comité de la *Société nationale de l'Art à l'École*. 70 grav. Broché, **1 fr. 20**; relié toile. **1 fr. 50**

HISTOIRE ET GÉOGRAPHIE

Histoire de Russie, par L. LEGER. 12 gr., 2 cartes. Br., **0 fr. 75**; rel. **1 fr. 05**

Géographie rapide de l'Europe, par O. RECLUS. 16 gravures, 1 carte. Broché, **1 fr. 20**; relié toile. . . . . **1 fr. 50**

Géographie rapide de la France, par RECLUS. 18 gr. Br., **1 fr. 20**; rel. **1 fr. 50**

VIE SOCIALE ET DROIT USUEL

Entre locataires et propriétaires, par D. MASSÉ. Guide pratique de droit usuel en matière de location. Broché, **1 fr. 20**; relié toile . . . . . . **1 fr. 50**

Ce que la loi punit, par GUYON. Code pénal expliqué. Br., **0 fr. 90**; rel. **1 fr. 20**

Les Assurances, par E. ADAM. Guide pratique. Br., **0 fr. 75**; rel. t. **1 fr. 05**

Les Accidents du travail, par L. ANDRÉ. Br., **0 fr. 90**; rel. toile. **1 fr. 20**

Assistance aux vieillards, aux infirmes, aux incurables. Guide pratique à l'usage des fonctionnaires départementaux, etc. Br., **1 fr. 20**; rel. toile. **1 fr. 50**

Code municipal, par Max LEGRAND. Manuel clair et commode à l'usage des maires, adjoints, secrétaires de mairie, etc. Br., **1 fr. 20**; relié toile **1 fr. 50**

SCIENCES PURES ET APPLIQUÉES

La Définition de la Science, entretiens philosophiques, par F. LE DANTEC, chargé de cours à la Sorbonne. 88 gravures. Broché, **1 fr. 20**; relié toile. **1 fr. 50**

La Photographie des couleurs, par COUSTET. 22 gr. Br., **0 fr. 75**; rel. t. **1 fr. 05**

Les Alliages métalliques, par HÉMARDINQUER. 9 gr. Br., **0 fr. 50**; rel. t. **0 fr. 75**

La Voix professionnelle, par le Dr P. BONNIER. Leçons pratiques de physiologie appliquée aux carrières vocales, enseignement, barreau, théâtre (cours du théâtre Réjane 1907-1908). 39 gravures. Broché, **2 fr.**; relié toile. . . **2 fr. 50**

(Voir la suite page suivante)

Bibliothèque Larousse

MÉDECINE ET HYGIÈNE

L'Estomac : hygiène, maladies, traitement, par le Dr M.-A. LEGRAND. 14 gravures. Broché, 1 fr.; relié toile. . . . . 1 fr. 30

L'Œil : hygiène, maladies, traitement, par le Dr VALUDE, médecin de la clinique nationale des Quinze-Vingts. 54 grav. Broché, 1 fr.; rel. toile. 1 fr. 30

L'Oreille : hygiène, maladies, traitement, par le Dr M.-A. LEGRAND. 74 gravures. Broché, 1 fr. 20; relié toile. . . . . 1 fr. 50

La Bouche et les Dents : hygiène, maladies, traitement, par le Dr P. ROSENTHAL. 28 gravures. Broché. 1 fr.; relié toile . . . . 1 fr. 30

Le Nez et la Gorge : hygiène, maladies, traitement, par le Dr A. NEPVEU. 48 gravures. Broché, 1 fr.; relié toile. . . . . 1 fr. 30

La Peau et la Chevelure : hygiène, maladies, traitement, par le Dr M.-A. LEGRAND. 65 gravures. Broché, 1 fr. 20; relié toile. . . . . . 1 fr. 50

Arthritisme et artério sclérose, par le Dr LAUMONIER. Broché . . 1 fr. 20
Relié toile . . . . 1 fr. 50

Précis d'alimentation rationnelle, p. le Dr PASCAULT. Br., 1 fr. 20; r. 1 fr. 50

Pour élever les nourrissons, par le Dr GALTIER-BOISSIÈRE. Conseils pratiques à l'usage des jeunes mères. 62 grav. Broché, 0 fr. 90; relié toile 1 fr. 20

Pour préserver des maladies vénériennes, par le Dr GALTIER-BOISSIÈRE. 34 gravures. Broché, 0 fr. 75; relié toile. . . . . 1 fr. 05

AGRICULTURE

Routine et progrès en agriculture, par R. DUMONT. Excellent ouvrage à répandre parmi les petits et moyens cultivateurs. 92 gr. Br., 1 fr. 80; rel. 2 fr. 25

Le Jardin de l'instituteur, de l'ouvrier et de l'amateur, par P. BERTRAND. Manuel pratique de jardinage. 60 grav. et 9 pl. Br., 1 fr. 20; rel. t. 1 fr. 50

Le Verger de l'instituteur, de l'ouvrier et de l'amateur, par P. BERTRAND. 193 gravures. Broché, 1 fr. 20; relié toile. . . . . 1 fr. 50

Le Bétail, par Marcel VACHER, membre du Conseil supérieur de l'Agriculture. Amélioration et reproduction. 10 grav. Broché. 0 fr. 75; relié toile . . 1 fr. 15

Le Porc, par Marcel VACHER. 10 gravures. Br., 0 fr. 75; rel. toile. 1 fr. 15

Toute la Basse-Cour, par H. VOITELLIER. Traité pratique et complet d'élevage productif. 11 gravures, 24 planches. Broché, 1 fr. 50; cartonné. . 1 fr. 95

Améliorations du sol (*Drainage et irrigations*), par M. ABADIE, prof. à l'École natle d'agriculture de Rennes. 95 grav. Br., 0 fr. 90; relié toile. 1 fr. 20

Des fourrages verts toute l'année, par H. COMPAIN, chef de culture à l'École nationale de Grignon. 44 gravures. Broché, 0 fr. 90; relié toile. 1 fr. 20

CONNAISSANCES PRATIQUES

Défends ton argent, par G. SOREPH. 4 gr. Br., 0 fr. 90; rel. toile. 1 fr. 20

La Cuisine à bon marché, par Mme J. SÉVRETTE. Br., 0 fr. 90; rel. 1 fr. 20

Le Guide mondain, par la Ctesse DE MAGALLON. Br., 0 fr. 90; rel. toile. 1 fr. 20

Le Passe temps des mois, par V. DELOSIÈRE. Mémento des diverses occupations à toutes les époques de l'année. 111 grav. Br., 0 fr. 75; relié t. 1 fr. 05

La Maison fleurie, par F. FAIDEAU. 61 grav. Br., 0 fr. 90; rel. toile. 1 fr. 20

Le Dessin de l'artisan et de l'ouvrier, par CHEVRIER. Manuel pratique à l'usage des ouvriers, contremaîtres, etc. Nombr. grav. Br., 0 fr. 75; rel. t. 1 fr. 05

Pour former un tireur, par VIOLET et VOULQUIN (publié sous le patronage de l'*Union des Sociétés de tir de France*). 38 gr. Br., 0 fr. 75; rel. toile. 1 fr. 05

Frontières françaises, forts, camps retranchés, par G. VOULQUIN. *Trois vol.* illustrés de nombreuses grav. et cartes. Chaque vol. br., 1 fr. 20; rel. 1 fr. 50

Envoi franco contre mandat-poste (pour l'étranger, ajouter 20 cent. par vol.).

LIBRAIRIE LAROUSSE, 13-17, RUE MONTPARNASSE, PARIS (6e)
ET CHEZ TOUS LES LIBRAIRES

Une merveilleuse encyclopédie à bon marché

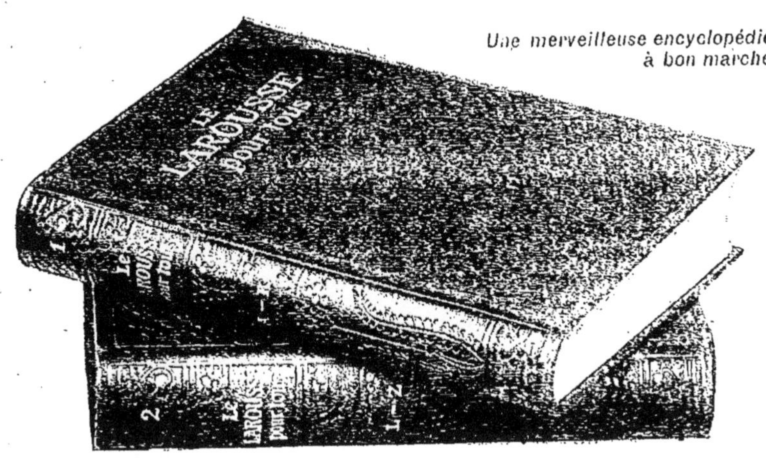

Reproduction réduite (format 21 × 30, 5 cent.).

Le Larousse pour tous

Publié sous la direction de Claude AUGÉ

Deux magnifiques volumes de près de 1 000 pages chacun (format 21 × 30, 5), 17 325 gravures, 216 cartes en noir et en couleurs, 35 superbes planches en couleurs. Prix de l'ouvrage complet, broché . . . . 35 francs
Relié demi-chagrin, fers spéciaux de George AURIOL. . . . . 45 francs

Payement par traites de **5 francs tous les deux mois**
(Au comptant, 10 0/0 d'escompte)

Avoir un « Larousse », une de ces encyclopédies si universellement renommées où on trouve tout ce qu'on peut avoir besoin de savoir, qui vous renseigne sur tout ce qui vous embarrasse, qui vous donne, peut-on dire, dans la vie une véritable supériorité intellectuelle et pratique, c'était là un privilège réservé jusqu'ici à ceux qui pouvaient acquérir des ouvrages d'un prix élevé comme le *Grand Dictionnaire Larousse* ou le *Nouveau Larousse illustré*. Chacun maintenant, grâce au **Larousse pour tous**, va enfin pouvoir, si modestes que soient ses moyens, bénéficier des immenses avantages que procure journellement la possession d'un tel ouvrage.

Ce sont **toutes les connaissances humaines**, tous les résultats de la science et de l'érudition, toute l'essence de la littérature et de l'art, toutes les données de la vie pratique, que ce merveilleux dictionnaire encyclopédique met désormais véritablement à la portée de tous, à un prix des plus modiques. On y trouve tous les mots de la langue, la grammaire, les étymologies, l'historique de toutes les littératures et l'analyse des œuvres remarquables. la description des chefs-d'œuvre de la peinture, de la sculpture, de l'architecture, l'histoire, la mythologie, la biographie de tous les personnages célèbres, la géographie, la philosophie, les sciences mathématiques, physiques et naturelles, les sciences appliquées, les connaissances pratiques et professionnelles, etc., etc. : le tout présenté sous la forme la plus accessible, la plus commode et la plus claire, et accompagné de **milliers de gravures** et d'une profusion de **planches et cartes en noir et en couleurs** de toute beauté.

Demander le prospectus spécimen.

Dictionnaires divers

Dictionnaire usuel de Droit, par Max LEGRAND, avocat. Un volume in-8° de 840 pages, 15 grav., 3 cartes. 8e mille. Br., **7 fr. 50**; relié toile. **9 francs**

Supplément. 60 pages. Broché . . . . **1 franc**

Rédigé dans un esprit essentiellement pratique, ce dictionnaire met à la portée de tous ce qu'il peut être utile de savoir en matière juridique, sous une forme aussi claire et accessible que possible, et l'ordre alphabétique en rend en outre la consultation infiniment plus commode que celle d'un code. Il est superflu d'insister sur les services qu'un ouvrage ainsi conçu peut rendre à chacun dans la conduite de ses affaires : ce sera en particulier un guide des plus précieux toutes les fois qu'on aura un contrat à passer, un procès à intenter ou à soutenir, ou simplement quelque formalité administrative ou judiciaire à remplir. Un appendice placé à la fin du volume donne la formule d'un certain nombre d'actes d'une application courante : reconnaissances, procurations, baux, etc.

Dictionnaire illustré de Médecine usuelle, par le Dr GALTIER-BOISSIÈRE (Ouvrage honoré de souscriptions des ministères de l'Instruction publique et de la Guerre). Un volume in-8° de 576 pages, 849 gravures, photographies, radiographies, 4 cartes, 4 pl. en couleurs. 32e mille. Broché, **6 fr.**; relié toile. **7 fr. 50**

Voici un ouvrage qui sera précieux dans la famille. Médications et traitements divers, description des organes, hygiène préventive et curative, pharmacie de ménage, soins spéciaux aux mères et aux enfants, accidents, empoisonnements, falsifications, etc., tout y est exposé avec une clarté remarquable et un sens pratique sur lequel on ne saurait trop insister dans un livre de ce genre. Un développement étendu a été donné en particulier à la médication par l'eau chaude ou froide, par la gymnastique française ou suédoise, par le massage, par l'électricité, par les petits moyens de la médecine d'urgence sans drogue proprement dite; à l'hygiène des exercices, comme le cyclisme, l'équitation, la chasse; à l'hygiène professionnelle, etc.

Dictionnaire synoptique d'étymologie française, par H. STAPPERS, donnant la dérivation des mots usuels, classés sous leur racine commune et en divers groupes : latin, grec, langues germaniques, etc. Un volume in-12 de 960 pages. 5e édition. Relié toile. **6 francs**

Dans ce livre on trouvera, groupés d'une façon méthodique, tous les mots de la langue française de même provenance, qui, dans les autres dictionnaires, se trouvent forcément éparpillés d'après l'ordre alphabétique. On comprend quel intérêt présente cet ouvrage, tant au point de vue des recherches étymologiques qu'au point de vue de l'étude des mots.

Dictionnaire méthodique et pratique des rimes françaises, précédé d'un traité de versification, par Ph. MARTINON. Un volume petit in-12 de 300 pages. 3e édition. Relié toile. **2 fr 50**

Ce dictionnaire offre des avantages considérables sur tous les ouvrages similaires. Outre que sa nouveauté le met au courant des derniers enrichissements de la langue, il se recommande par l'originalité de son plan, grâce auquel les rimes sont présentées d'une façon particulièrement pratique.

Dictionnaire des Opéras, par F. CLÉMENT et P. LAROUSSE, revu et mis à jour par Arthur POUGIN. Analyse et nomenclature de tous les opéras, opéras-comiques, opérettes et drames lyriques représentés en France et à l'étranger depuis l'origine de ces genres d'ouvrages jusqu'à nos jours. Un volume in-8° de 1 300 pages. Broché, **22 fr.**; relié demi-chagrin. . . . . **25 francs**

Envoi franco au reçu d'un mandat-poste.

Livres d'intérêt pratique

La Cuisine et la Table modernes. Ouvrage écrit spécialement pour la maîtresse de maison. In-8°, 500 pages, 600 gravures, dont 135 reproductions photographiques d'après nature. 12e mille. Broché, **5** francs; relié toile . . **6 fr. 50**

Cet ouvrage n'est pas un banal livre de cuisine; c'est un guide pratique dû à la collaboration d'hommes du métier et dans lequel on trouvera non seulement les recettes culinaires proprement dites, mais encore tout ce qu'une femme doit savoir sur l'hygiène de l'alimentation, le pain, les condiments, la viande, la volaille, le poisson, les légumes, les conserves, le matériel de cuisine, le service de table, etc. L'illustration, comme le texte, vise toujours le côté utilitaire, l'initiation pratique, et toute une série de photographies instantanées constituent entre autres un véritable enseignement par les yeux.

La Chasse moderne, *encyclopédie du chasseur*, due à la collaboration des personnalités les plus autorisées du monde cynégétique. In-8°, 710 pages, 438 gravures (dessins d'après nature et photographies instantanées), 24 tableaux synthétiques, 85 airs de chasse. 14e mille. Br., **7 fr. 50**; relié toile. . **10** francs

Ce remarquable ouvrage forme une encyclopédie complète de l'art de la chasse, extrêmement sérieuse et documentée, où on trouvera tout ce qu'il est intéressant de savoir sur les armes et munitions, sur les chiens, leur dressage, leurs maladies, sur le tir, sur le gibier à poil et à plume, sur le gibier d'eau, le gibier de passage, les battues, la chasse à courre, la fauconnerie, etc. Les divers chapitres sont signés des personnalités les plus autorisées du monde cynégétique.

La Pêche moderne, *encyclopédie du pêcheur,* due à la collaboration de spécialistes compétents. In-8°, 600 pages, 680 gravures, 32 tableaux synthétiques. 7e mille. Broché, **6 fr. 75**; relié toile. **9** francs

Conçu sur le même plan que la *Chasse moderne*, cet ouvrage est le vade-mecum indispensable de tous ceux qui s'adonnent à la pêche. Tout ce qui peut intéresser un pêcheur y est passé en revue par des spécialistes compétents : histoire naturelle du poisson, pisciculture, amorces et appâts, engins et matériel, pêche en eau douce, pêche de plage, pêche au filet, pêche de l'écrevisse et de la grenouille, hygiène, législation, etc. L'ouvrage se termine par un calendrier du pêcheur et un dictionnaire index.

La Photographie, par H. DESMAREST. In-12, 65 gravures. 6e édition. Broché, **1 fr. 25**; relié toile. . . . . **2** francs

Épargner aux débutants des tâtonnements, les mettre à même de faire immédiatement de bonnes photographies et aider les amateurs sérieux de conseils résultant d'une longue expérience, tel est le but de ce livre sans prétention, dépourvu de formules chimiques trop compliquées, qui résume d'une façon simple et pratique toutes les opérations et manipulations photographiques et permettra à tous de devenir d'excellents praticiens.

Le Naturaliste amateur, par Maurice MAINDRON. Petit guide pratique : botanique, zoologie, minéralogie, géologie. Un volume in-8°, illustré de 166 gravures. 2e édition. Broché. . . . . **3** francs

Herbier classique, par F. FAIDEAU. 50 plantes caractéristiques des principales familles analysées et décrites. Un volume in-8° de 140 pages, 162 gravures (dessins d'après nature et reprod. photogr.). Broché, **2 fr. 25**; relié. **3** francs

Envoi franco au reçu d'un mandat-poste.

Bibliothèque rurale

HONORÉE DE NOMBREUSES SOUSCRIPTIONS DES MINISTÈRES DE L'INSTRUCTION PUBLIQUE ET DE L'AGRICULTURE (FORMAT IN-8°, 15 × 21)

L'Agriculture moderne, encyclopédie de l'agriculteur, par V. SÉBASTIAN. 560 pages, 700 gravures. Broché, 5 fr.; relié toile . . . . 6 fr. 50
La Ferme moderne, par ABADIE. 390 grav. Br., 3 fr.; relié toile. 4 francs
Prairies et Pâturages, par COMPAIN. 181 grav. Br., 3 fr.; relié . . 4 francs
L'Arboriculture fruitière en images, par VERCIER. 101 pl. Br. 3 francs
Relié toile. . . . . 4 francs
Les Industries de la ferme, par LARBALÉTRIER. 160 gr. Br., 2 fr.; rel. 3 francs
Les Engrais au village, par H. FAYET. Broché, 2 fr.; relié toile . 3 francs
L'Outillage agricole, par DE GRAFFIGNY. 240 gravures. Broché . . 2 francs
Relié toile . . . . 3 francs
La Basse-Cour, par TRONCET et TAINTURIER. 80 grav. Br., 2 fr.; rel. 3 francs
Le Bétail, par TRONCET et TAINTURIER. 100 grav. Br., 2 fr.; relié . 3 francs
La Médecine vétérinaire à la ferme, par le Dr G. MOUSSU, professeur à l'École d'Alfort. 82 gravures. Broché, 3 fr.; relié toile . . . . 4 francs
L'Arboriculture pratique, par TRONCET et DELIÈGE. 190 gr. Br. 2 francs
Relié toile . . . . 3 francs
La Viticulture moderne, par G. DE DUBOR. 100 gr. Br., 2 fr.; rel. t. 3 francs
L'Apiculture moderne, par CLÉMENT. 153 grav. Br., 2 fr.; relié . 3 francs
Le Jardin potager, par TRONCET. 190 grav. Br., 2 fr.; relié. . . . 3 francs
Le Jardin d'agrément, par TRONCET. 150 grav. Br., 2 fr.; relié . 3 francs
Comptabilité agricole, par BARILLOT. Broché, 2 fr.; relié . . . . . 3 francs
Élevage en grand de la volaille, par W. PALMER. 14 gr. Br. 1 fr. 50
Relié toile . . . . 2 fr. 25
Les Animaux de France, par CLÉMENT et TRONCET. 160 grav. Br. 2 francs
Relié toile. . . . . 3 francs
Écoles et cours d'Agriculture, par DUGUAY. 39 gravures. Br. . 1 franc

Un périodique unique en France et à l'étranger.

Larousse mensuel illustré

Publié sous la direction de Claude AUGÉ et paraissant le premier samedi de chaque mois par numéros de 16 pages gr. in-4° (32 × 26) à 60 centimes, imprimés sur trois colonnes (48 colonnes) et illustrés de nombreuses gravures.

Abonnement d'un an : France, 6 francs; Étranger, 7 francs

Le *Larousse mensuel* enregistre, dans l'ordre alphabétique, sous une forme documentaire et d'une façon absolument complète, toutes les manifestations de la vie contemporaine. Politique, commerce, industrie, lois nouvelles, pièces et livres nouveaux, œuvres d'art marquantes, découvertes scientifiques, etc., il embrasse intégralement le mouvement si complexe des faits et des idées à notre époque et, comme il condense en très peu d'espace une quantité de matières considérable, il permet de se tenir au courant de tout sans perte de temps et pour une dépense insignifiante. Ajoutons que le *Larousse mensuel* est la mise à jour indéfinie du *Nouveau Larousse illustré* et de toutes les encyclopédies.

Demander un numéro spécimen.

Collection in-4° Larousse

Donner à un prix très modéré de véritables ouvrages de luxe, imprimés avec soin sur un papier magnifique, merveilleusement illustrés par les procédés de reproduction photographique les plus perfectionnés et embellis de reliures originales signées d'artistes comme Grasset, Auriol, etc., tel est l'objet de la *Collection in-4° Larousse.* Cette superbe collection met ainsi à la portée de tous des satisfactions jusqu'ici réservées à un petit nombre de bibliophiles et d'amateurs. (Format 32×26.)

Le Musée d'Art (**des Origines au XIXe siècle**), publié sous la direction de E. MÜNTZ. 900 gravures photographiques, 50 planches hors texte. — Broché, 22 fr.; relié demi-chagrin . . . . **27 francs**

Le Musée d'Art (**XIXe siècle**). 1 000 gravures photographiques, 58 planches hors texte. — Broché, 28 fr.; relié demi-chagrin . . . . **34 francs**

Les Sports modernes illustrés, encyclopédie sportive illustrée, publiée sous la direction de P. MOREAU et G. VOULQUIN. 813 gravures, 28 planches hors texte. — Broché, 20 fr.; relié demi-chagrin. . . . . **26 francs**

La Terre, géologie pittoresque. par Aug. ROBIN. 760 reproductions photographiques, 24 hors-texte, 53 tableaux de fossiles, 158 dessins et 3 cartes en couleurs. — Broché. 18 fr.; relié demi-chagrin. . . . . **23 francs**

Atlas Larousse illustré. 42 cartes en couleurs hors texte, 1 158 reproductions photographiques. — Broché, 26 fr.; relié demi-chagrin. . . . . **32 francs**

Atlas Colonial illustré. 7 cartes en couleurs hors texte, 70 cartes en noir, 16 pl. hors texte, 768 reprod. photogr. — Broché, 18 fr.; relié . . . **23 francs**

Paris-Atlas. par F. BOURNON. 595 reproductions photographiques, 32 dessins, 24 plans hors texte en huit couleurs. — Broché, 18 fr.; relié . . . . **23 francs**

L'Allemagne contemporaine illustrée, par P. JOUSSET. 588 reproductions photographiques, 8 cartes en couleurs hors texte, 14 cartes ou plans en noir. — Broché, 18 fr.; relié demi-chagrin. . . . . **23 francs**

L'Italie illustrée, par P. JOUSSET. 784 reprod. photogr., 14 cartes et plans en couleurs, 9 cartes en noir. — Broché. 22 fr.; relié demi-chagrin. . . **28 francs**

L'Espagne et le Portugal illustrés, par P. JOUSSET. 772 reproductions photographiques, 10 cartes et plans en couleurs, 11 cartes et plans en noir. — Broché, 22 fr.; relié demi-chagrin. . . . . **28 francs**

La Hollande illustrée, par VAN KEYMEULEN, BOOT, etc. 349 reproductions photographiques, 2 planches en couleurs, 15 planches en noir, 4 cartes en couleurs, 35 cartes en noir. — Broché, 12 fr.; relié demi-chagrin . . . **17 francs**

En cours de publication :

Histoire de France illustrée (des Origines à nos jours). Magnifique ouvrage présentant l'histoire d'une façon toute nouvelle et réellement intéressante pour tous. Le *Tome Ier* (des Origines à la mort de Henri IV), est en vente (broché, 27 fr.; relié, 33 fr.); le *Tome II* (de Louis XIII à nos jours) paraîtra fin 1910. (Demander le prospectus spécimen avec les conditions de souscription.)

N. B. — *Les ouvrages de la Collection in-4° Larousse peuvent être acquis à raison de* 10 *francs par mois en France, Algérie, Tunisie, Alsace-Lorraine, Suisse et Belgique.*

Envoi franco au reçu d'un mandat-poste.

Paris. — Imp. LAROUSSE. (Juin 1910.)

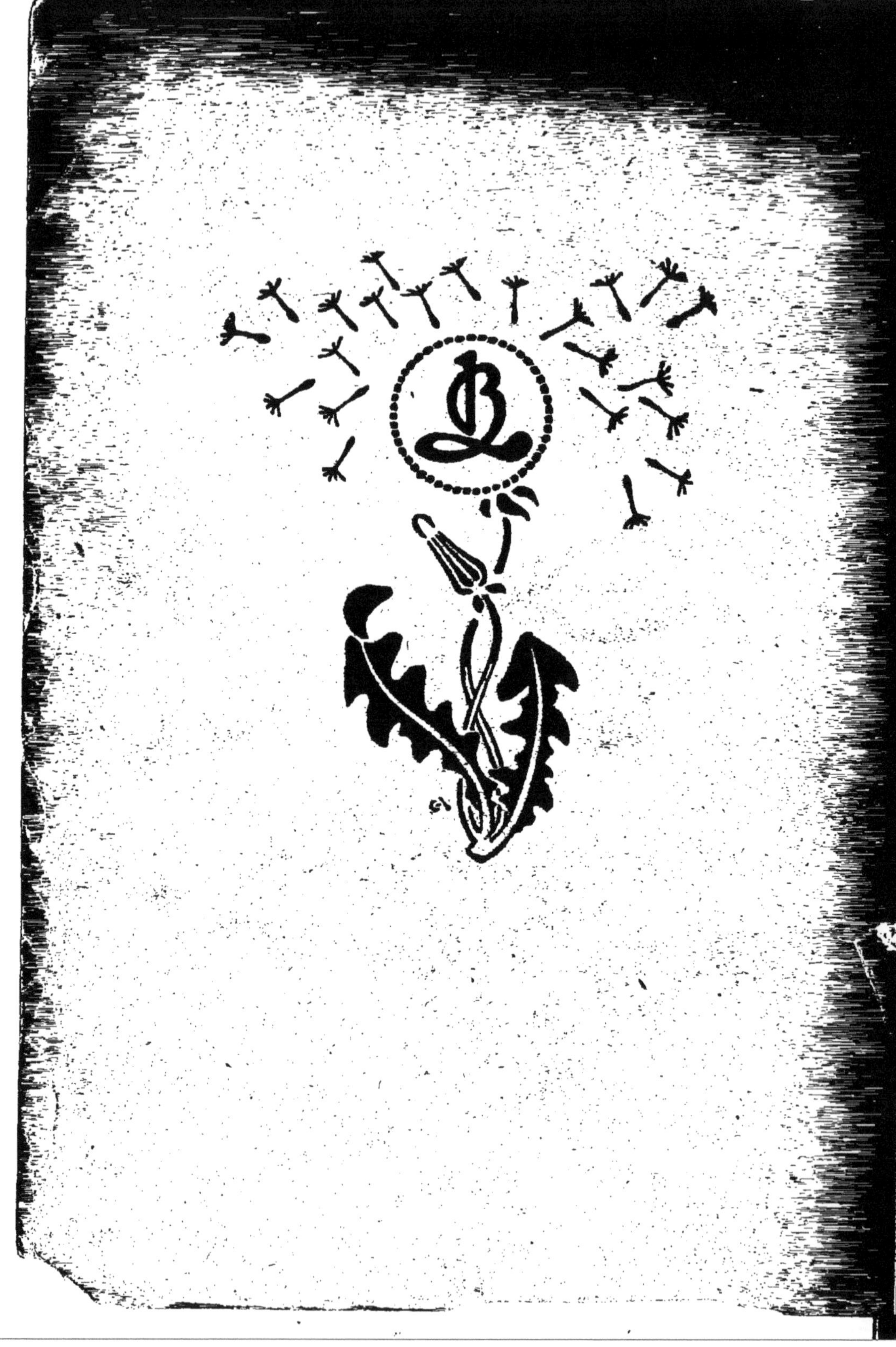

www.ingramcontent.com/pod-product-compliance
Ingram Content Group UK Ltd.
Pitfield, Milton Keynes, MK11 3LW, UK
UKHW020333230726
13925UKWH00002B/775

9 782014 439762